Bekkeninstabiliteit

Bekkeninstabiliteit

Jan Mens

Bohn Stafleu van Loghum
Houten 2007

© 2007 Bohn Stafleu van Loghum, Houten
Alle rechten voorbehouden. Niets uit deze uitgave mag worden verveelvoudigd, opgeslagen in een geautomatiseerd gegevensbestand, of openbaar gemaakt, in enige vorm of op enige wijze, hetzij elektronisch, mechanisch, door fotokopieën of opnamen, hetzij op enige andere manier, zonder voorafgaande schriftelijke toestemming van de uitgever.

Voor zover het maken van kopieën uit deze uitgave is toegestaan op grond van artikel 16b Auteurswet 1912 j° het Besluit van 20 juni 1974, Stb. 351, zoals gewijzigd bij het Besluit van 23 augustus 1985, Stb. 471 en artikel 17 Auteurswet 1912, dient men de daarvoor wettelijk verschuldigde vergoedingen te voldoen aan de Stichting Reprorecht (Postbus 3051, 2130 KB Hoofddorp). Voor het overnemen van (een) gedeelte(n) uit deze uitgave in bloemlezingen, readers en andere compilatiewerken (artikel 16 Auteurswet 1912) dient men zich tot de uitgever te wenden.

Samensteller(s) en uitgever zijn zich volledig bewust van hun taak een betrouwbare uitgave te verzorgen. Niettemin kunnen zij geen aansprakelijkheid aanvaarden voor drukfouten en andere onjuistheden die eventueel in deze uitgave voorkomen.

Vrijwaring
Beschermde merknamen in dit boek worden niet als zodanig nadrukkelijk aangeduid. Hieruit mag niet de gevolgtrekking worden gemaakt dat deze namen vrije handelsmerken betreffen.

ISBN 978 90 313 5014 8
NUR 850, 860

Ontwerp omslag: Houdbaar, Deventer
Ontwerp binnenwerk: Studio Bassa, Culemborg
Automatische opmaak: Pre Press, Zeist

Bohn Stafleu van Loghum
Het Spoor 2
Postbus 246
3990 GA Houten

www.bsl.nl

Distributeur in België:
Standaard Uitgeverij
Mechelsesteenweg 203
2018 Antwerpen

www.standaarduitgeverij.be

Inhoud

	Voorwoord	10
	Ten geleide	11
1	**Anatomie**	**13**
	Inleiding	13
	Bouw van het bekken	13
	Relatie tussen bekken en rug	13
	Beweeglijkheid van bekkengewrichten	14
	Bekkenpijn of rugpijn?	14
2	**Wat is instabiliteit?**	**17**
	Inleiding	17
	Hypothese	17
	Stabiliteit van een gewricht	18
	Niveaus van (in)stabiliteit	20
	Gevolgen van instabiliteit	21
3	**Wat is bekkeninstabiliteit?**	**23**
	Inleiding	23
	Passieve stabiliteit van het SI-gewricht	23
	Actieve stabiliteit van het SI-gewricht	24
	Indeling	25
4	**Waardoor krijgt iemand bekkeninstabiliteit?**	**33**
	Inleiding	33
	Verminderde passieve stabiliteit	33
	Verminderde actieve stabiliteit	37
	Coördinatiestoornissen	38
	Verkeerde veronderstellingen over instabiliteit	43
5	**Hoe vaak komt het voor?**	**47**
	Inleiding	47

	Geschiedenis	47
	Wetenschappelijk onderzoek	48
	Wie lopen vooral risico?	49
	Hoe lang blijft bekkeninstabiliteit na de bevalling?	49
	Het bijzondere van de Nederlandse situatie	50
	Samengevat	60
6	**De klachten**	**62**
	Inleiding	62
	Pijn	62
	Gevoelens van onmacht	63
	Waggelen	63
	Tintelingen/doof gevoel	64
	Beperkingen	64
	Bijkomende klachten	64
7	**Bekkeninstabiliteit vaststellen**	**67**
	Inleiding	67
	Diagnostiek	67
	Voor de praktijk (nog) niet bruikbare testen	72
8	**De ernst van bekkeninstabiliteit bepalen**	**75**
	Inleiding	75
	Pijnmeting	75
	Krachtmeting	76
	Beperkingen in het dagelijkse leven	78
	Vermoeidheid	79
	Röntgenonderzoek	79
9	**Leefregels**	**80**
	Inleiding	80
	Leefregels	80
	Omgaan met pijn	81
	Omgaan met vermoeidheid	81
	Begrip en hulp vragen	82
10	**Oefentherapie 1: abnormaal persen afleren**	**83**
	Inleiding	83
	Persen	84
	Abnormaal persen vaststellen	84
	Abnormaal persen afleren	85

	Bijlage Oefeninstructies ter bevordering van het	
	doorademen tijdens (geringe) inspanning	87
	Doel	87
	Aanleren van buikademhaling zonder persen	87
	Doorademen tijdens inspanning met de handen	89
	Buikademhaling in stand	89
	Doorademen tijdens tillen	89
11	**Oefentherapie 2: stabiliseren**	**91**
	Inleiding	91
	Op commando aanspannen	93
	Gebruik van de dwarse buikspieren tijdens zware krachtsinspanning	97
	Oefenfrequentie	99
	Stabiliseren tijdens dagelijkse activiteiten	99
12	**Oefentherapie 3: conditietraining**	**101**
	Inleiding	101
	Conditietraining 1	101
	Conditietraining 2	103
	Conditietraining 3	103
13	**Bekkenbanden**	**105**
	Inleiding	105
	Soorten bekkenbanden	105
	Gebruik van een bekkenband	108
14	**Medicatie**	**111**
	Inleiding	111
	Soorten pijnstillers	111
	Indicatie voor pijnstillers	112
	Problemen bij het gebruik van pijnstillers	112
	Conclusie	114
15	**Handigheidjes en hulpmiddelen**	**115**
	Inleiding	115
	Lijst van adviezen	116
16	**Operatie**	**123**
	Inleiding	123
	De gewrichten in de bekkenring vastzetten	123
	Overige operaties	126

17	**Alternatieve geneeswijzen**	128
	Inleiding	128
	Lichaamsgerichte psychotherapie	129
	Toegepaste kinesiologie	129
	Overige alternatieve therapieën	130

18	**Complicaties en bijkomende problemen**	132
	Inleiding	132
	Oververmoeidheid	132
	Slaapstoornissen	136
	Depressie	136
	'Blokkering'	137
	Te hoge spierspanning	141
	Incontinentie	142
	Stuitpijn	142
	Toename van pijn tijdens de menstruatie	143
	Slijmbeursontsteking	144
	Kapselontsteking van de heup	144

19	**Zwangerschap na bekkeninstabiliteit**	145
	Inleiding	145
	Adviezen aan de zwangere vrouw	145
	De conditie bevorderen/oververmoeidheid vermijden	146
	Met de spieren het bekken stabiliseren	147
	Verloskundige zorg bij bekkenklachten	147
	Na de bevalling	148

20	**Arbeidsongeschiktheid en de wet**	149
	Inleiding	149
	Zwangerschapsverlof	149
	De Ziektewet	150
	De Wet Werk en Inkomen naar Arbeidsvermogen (WIA)	152
	Ontslag	154
	Speciaal verlof	155
	Belangrijkste boodschappen	155

21	**Veel gestelde vragen**	156
	Inleiding	156

22	**Woordenlijst**	167

23	Websites	169
	Verantwoording van de illustraties en tabellen	171
	Register	173

Voorwoord

Door het jarenlange werk van Jan Mens is er een doorbraak gekomen in de toestand van relatieve onbekendheid van chronische bekkenklachten tijdens de zwangerschap en na de bevalling. Sommigen ontkennen echter ook nu nog immer het bestaan van dit invaliderende ziektebeeld en velen binnen de (para)medische sector zijn onvoldoende bekend met de materie om oplossingsgericht te werk te kunnen gaan. Ook bij degenen wie het uiteindelijk het meest aangaat, de patiënten, bestaat in het algemeen nog veel onduidelijkheid en vooral ook onzekerheid bij het optreden van invaliderende klachten.

In dit werk beschrijft de auteur zijn jarenlange ervaringen en die van de groep mensen met wie hij nauw heeft samengewerkt. Voor zowel de patiënt als de hulpverlener wordt overzichtelijk inzicht gegeven in de klachten en symptomen die kunnen optreden, de belemmeringen die ermee gepaard gaan, alsmede de bevindingen opgedaan bij lichamelijk onderzoek. Hoe moeilijk het is de juiste diagnose te stellen wordt hierbij niet onderschat. De niet-operatieve behandelingsopzet wordt helder uiteengezet. Een functionele benadering wordt beschreven, een benadering die onder meer leefregels voor de patiënt en behandelingsadviezen voor de (para)medicus behelst.

Dit boek kan in hoge mate de bekendheid met bekkeninstabiliteit in Nederland verbeteren, een punt waar heden ten dage nog winst geboekt moet worden. Het is een aanrader voor iedere fysiotherapeut die zich bezig wil houden met problemen rondom het bekken, maar ook voor huisartsen, gynaecologen, revalidatieartsen en orthopedisch chirurgen c.q. neurochirurgen die zich specifiek toeleggen op lagerugproblematiek. Voor de patiënten, en vooral ook de patiëntenvereniging, geeft het boek een goede leidraad die erg verhelderend zal werken. Gelukkig kan een goede begeleiding van de patiënt in de meeste gevallen afdoende resultaat geven, zodat ik hoop dat nog maar weinigen de ingrijpende stap van een operatieve stabilisatie van de bekkenring hoeven te overwegen.

Prof. dr. A.B. van Vugt

Ten geleide

Dit boek is bedoeld voor patiënten en hun vrienden en familieleden. Bij het schrijven heb ik mij niet willen verplaatsen in de positie van patiënt – ik ben nu eenmaal arts – maar wel heb ik geprobeerd medische vaktermen zo veel mogelijk te vermijden, zodat de tekst voor iedereen begrijpelijk is. Tegelijkertijd met dit boek verschijnt een boek voor hulpverleners: artsen, fysiotherapeuten, manueel therapeuten en oefentherapeuten. Het 'patiëntenboek' is aanmerkelijk beknopter omdat ingewikkelde theorieën en onderbouwing met vakliteratuur zijn weggelaten. Ook de techniek bij het stellen van de diagnose en bij het uitvoeren van de behandeling wordt minder uitgebreid beschreven dan in het andere boek. Dit boek is niet bedoeld om als een leesboek van voor naar achter te lezen, maar om te gebruiken als een naslagwerk. Lees af en toe een hoofdstukje over een onderdeel dat past bij uw interesse.

Verantwoording

Sinds 1990 houd ik mij intensief bezig met rug- en bekkenklachten die tijdens de zwangerschap of de bevalling zijn ontstaan. Inmiddels heb ik enkele duizenden patiënten met deze klachten gezien en behandeld. Een deel van de tekst in het boek is wetenschappelijk onderbouwd; soms heb ik gebruik gemaakt van onderzoek dat (nog) niet gepubliceerd is en van ervaringen van collega's. Een ander deel van de tekst is gebaseerd op wat patiënten mij hebben verteld.
Iedereen die meent een zinvolle bijdrage te hebben voor een eventuele tweede druk verzoek ik met mij contact op te nemen via www.janmens.nl.

Dankwoord

Evenals het boek voor de professionele hulpverleners is dit boek tot stand gekomen mede dankzij vele vrienden die hun deskundigheid hebben ingezet. Ik wil ze langs deze weg hartelijk danken. Speciale dank ben ik verschuldigd aan Lily, mijn secretaresse, en aan Lia, mijn vrouw. Lily heeft het project weer vlot getrokken toen het in een kritieke fase beland was, Lia zorgt er al jaren voor dat er ook leven is na het werk.

Irene Kievit maakte de collages van de krantenknipsels in hoofdstuk 5 en de prachtige tekeningen van het bekken zijn gemaakt door Rogier Trompert, medisch illustrator. De tekst werd gelezen en gecorrigeerd door Ronald van Kalmthout, Nico de Wolf (die ook een van de tekeningen maakte) en Piet Schrijvers. Verscheidene (ex)patiënten en belangstellenden gaven adviezen over de relevantie en de leesbaarheid van de tekst.

Voor hoofdstuk 16 (Operatie) kreeg ik advies van prof. dr. A.B. van Vugt en voor hoofdstuk 20 (Arbeidsongeschiktheid en de wet) maakte ik dankbaar gebruik van de deskundigheid van mevrouw mr. H.W. Bemelmans.

Jan Mens
januari 2007

Anatomie

Inleiding

In alle anatomieboeken wordt de bouw van het bekken beschreven. Ik zal dat hier niet uitvoerig herhalen. Ik beschrijf in dit hoofdstuk die delen die nodig zijn om de volgende hoofdstukken goed te begrijpen.

Bouw van het bekken

Het bekken bestaat uit een ring, die gevormd wordt door drie botstukken: de linker en rechter bekkenhelft met, aan de achterzijde, het heiligbeen (het sacrum) daartussenin geklemd (figuur 1.1. en 1.2.). Er zijn daardoor ook drie gewrichten: één midden voor (de symfyse) en twee ter weerszijden van het heiligbeen (de sacro-iliacale gewrichten, ook wel afgekort als SI-gewrichten). De symfyse is niet een echt gewricht, maar een stevige verbinding tussen de twee botstukken, die onder normale omstandigheden slechts kleine bewegingen toelaat. De SI-gewrichten worden door zeer stevige gewrichtsbanden (ligamenten) bij elkaar gehouden. Sommige van die banden liggen op wel 10 cm afstand van het gewricht. Met elkaar vormen deze banden de sterkste verbinding tussen twee botstukken die we in het lichaam hebben.

Relatie tussen bekken en rug

De onderste twee lendenwervels (de 4e en de 5e lendenwervel, ook wel L4 en L5 genoemd) zijn met dwarslopende banden verbonden aan het bekken. Daardoor bewegen de onderste twee lendenwervels en de drie delen van de bekkenring als één systeem. Het is in dat systeem niet mogelijk om in maar één gewricht tegelijk te bewegen; er beweegt altijd minstens nog één gewricht mee. In veel situaties bewegen alle gewrichten tegelijkertijd, of ze staan alle tegelijkertijd stil, zoals de radertjes in een uurwerk. Om dezelfde reden kunnen ze elkaar hinderen. Als één gewricht abnormaal beweegt, bijvoorbeeld omdat de banden beschadigd zijn, hebben de andere gewrichten daar last van.

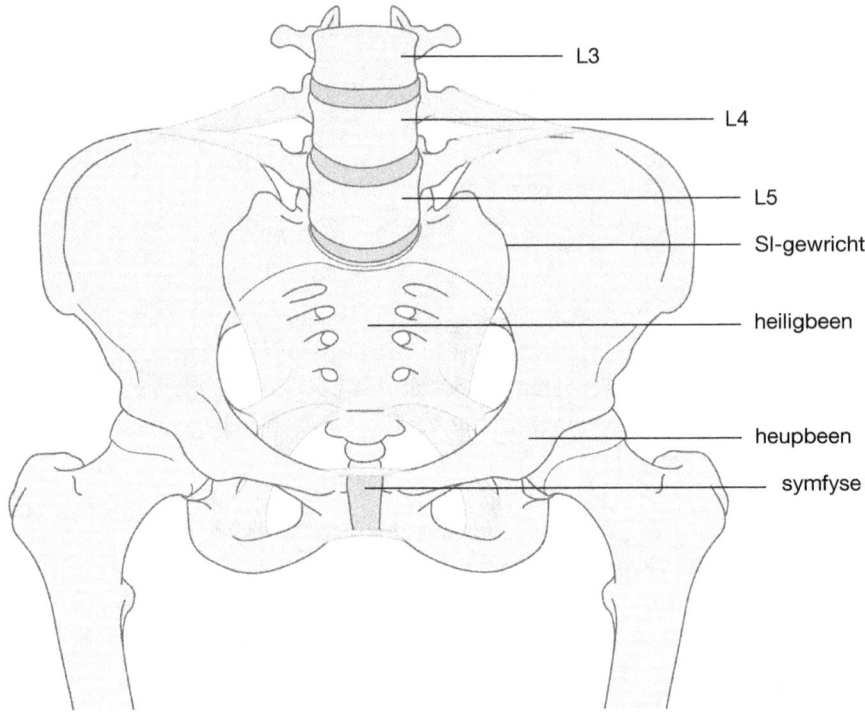

Figuur 1.1 *Anatomie bekken, vierde en vijfde lendenwervel en bijbehorende gewrichtsbanden. Vooraanzicht.*

Beweeglijkheid van bekkengewrichten

Op allerlei manieren hebben onderzoekers geprobeerd de grootte van de bewegingen in de bekkengewrichten te meten (zie ook hoofdstuk 3). De bewegingen zijn erg klein (meestal maar een paar millimeter) en mede daardoor moeilijk te meten.

Uit de verschillende onderzoeken blijkt dat de bekkengewrichten van mannen gemiddeld minder mobiel zijn dan vrouwen. Oudere mensen zijn stijver dan jongere. Vrouwen die ooit bevallen zijn, hebben meer mobiliteit in hun bekkengewrichten dan vrouwen die nooit zwanger zijn geweest. Bij vrouwen die bevallen zijn langs de natuurlijke weg is dat meer uitgesproken dan bij vrouwen die met een keizersnede bevallen zijn. De grootste beweeglijkheid wordt gezien tijdens de laatste weken van de zwangerschap en de eerste weken na de bevalling.

Bekkenpijn of rugpijn?

In 1990 is door de 'Onderzoeksgroep houdings- en bewegingsapparaat' van het Erasmus Medisch Centrum te Rotterdam een hypothese

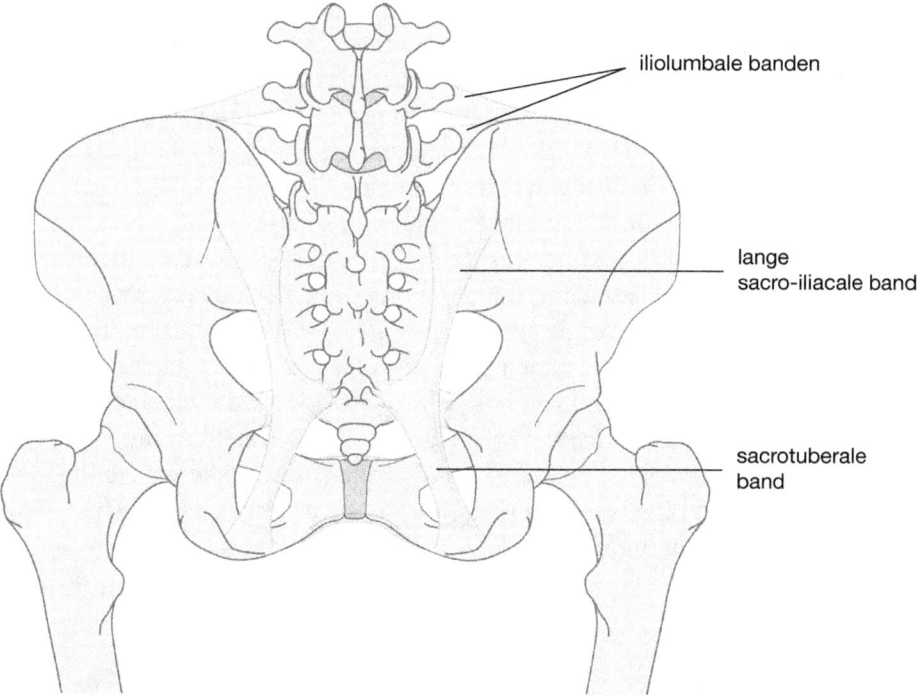

Figuur 1.2 *Anatomie bekken, vierde en vijfde lendenwervel en bijbehorende gewrichtsbanden. Achteraanzicht.*

geformuleerd over de mechanische relatie tussen bekken en lage rug. De hypothese luidt:

> Onder normale omstandigheden verleent het bekken steun aan het onderste deel van de lendenwervelkolom. Zodra die steun te wensen overlaat neemt het risico op het ontstaan van lagerugpijn toe.

De hypothese kan ook anders worden geformuleerd. De Rotterdamse onderzoeker Andry Vleeming vergeleek de rug met de mast van een schip (figuur 1.3). Als de mast afbreekt, gebeurt dat vrijwel altijd vlak boven de plaats waar hij in het schip is verankerd. Rugpijn ontstaat vrijwel altijd vlak boven het bekken. Als de (houten) mast van een schip afbreekt wordt wel verondersteld dat een zwakke plek de oorzaak is van het afbreken. Na het afbreken wordt de breuk vaak door deskundigen met een loep geïnspecteerd om de oorzaak van het afbreken te achterhalen. Goede schippers weten dat de oorzaak van het afbreken meestal ligt in een slechte afstelling van de spanning in de touwen (de verstaging) en dat een eventueel gevonden zwakke plek in de mast niet veroorzaakt wordt door een kwast in het hout of iets dergelijks, maar door jarenlang rond te varen met een slecht afgestelde verstaging. Bij rugpijn gaat het net zo. Als de spieren en de banden van de rug naar het bekken goed op spanning zouden zijn geweest, was de patiënt niet door zijn rug gegaan. Ook nu bestaat de neiging om met een apparaat (röntgen, CT-scan, MRI) de plaats van het onheil te onderzoeken. Zelfs als een slijtage van de tussenwervelschijf wordt gevonden is dat, volgens de theorie, misschien eerder het *gevolg* van jarenlang rondlopen met een slechte spanning in banden en spieren dan de *oorzaak*. Hoe steviger de bekkenring hoe beter de spanning in de banden en spieren tussen bekken en rug.

Het bewijs voor de hypothese is nog niet geleverd. Onderzoek heeft wel voortdurend meer bewijsmateriaal voor de stelling aangedragen. Als het bewijs ooit wordt geleverd, schat ik dat bekkeninstabiliteit een rol speelt bij ongeveer 20 tot 40% van de patiënten met al lang bestaande lagerugpijn.

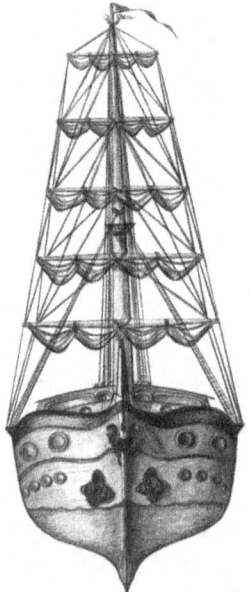 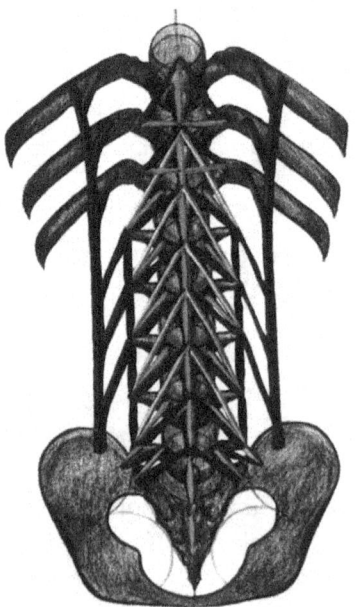

Figuur 1.3 *De rug is als de mast van een schip.*

2 Wat is instabiliteit?

Inleiding
De ontstaanswijze van een ziekte is vooral van belang als onderzoekers op zoek zijn naar een gerichte behandeling. Bij de meeste aandoeningen gaat het niet om één oorzaak, maar om een combinatie van factoren. Soms lijkt de oorzaak simpel, maar is het bij nader inzien toch ingewikkeld. Bijvoorbeeld: iemand valt en breekt zijn heup. We zeggen dan: de val is de oorzaak van de breuk. Toch weten we beter. We kunnen ons bijvoorbeeld afvragen waarom niet iedereen zijn heup breekt bij een val. Als een kind valt, breekt het nooit zijn heup; als een bejaarde valt, is de kans groot. We weten dat de kwaliteit van het bot ook een rol speelt. We hebben nu dus al twee factoren (vallen en broze botten) die ieder op zich geen probleem hoeven te geven, maar in combinatie wel. Er zijn ongetwijfeld meer factoren aan te wijzen. Je kunt je bijvoorbeeld ook weer afvragen waarom niet alle mensen met zwakke botten bij een val hun heup breken, enzovoort.

Hypothese
Het is nog steeds niet te bewijzen, maar de veronderstelling is dat bekkeninstabiliteit ontstaat door een combinatie van twee factoren: de bekkengewrichten zijn erg beweeglijk, en de spieren rond het bekken zijn niet in staat om die vergrote beweeglijkheid onder controle te houden. Het gevolg is dat er tijdens relatief normale activiteiten ongecontroleerde bewegingen worden gemaakt in de bekkengewrichten, waardoor de gewrichtsbanden overbelast raken. De overbelasting uit zich in pijn van die gewrichtsbanden, en soms in zwelling van de betrokken gewrichten. De pijn is soms al aanwezig in rust, en neemt toe als de banden extra worden gespannen, of als op die banden wordt gedrukt. De oplossing is om te leren met de spieren de bewegingen weer onder controle te krijgen. De banden komen dan tot rust en de pijn neemt af. In de paragrafen hierna zal de hypothese verder worden uitgewerkt.

Stabiliteit van een gewricht

Bij bekkeninstabiliteit gaat het om meerdere factoren die alle ongunstig moeten zijn voordat klachten gaan optreden. Om helder te kunnen uitleggen wat onder bekkeninstabiliteit wordt verstaan, helpt het als we eerst omschrijven wat in algemene zin met stabiliteit en instabiliteit van een gewricht wordt bedoeld. Stabiliteit van een gewricht is gebaseerd op drie pijlers: passieve stabiliteit, actieve stabiliteit en een regelsysteem. Die indeling is ook goed bruikbaar voor bekken(in)stabiliteit.

PASSIEVE STABILITEIT

Populair gezegd is passieve stabiliteit van een gewricht dat deel van de stabiliteit dat niet afhankelijk is van spierkracht. Deze stabiliteit is er dus ook als je slaapt, als je moe bent of onder narcose verkeert. Passieve stabiliteit van een gewricht wordt verschaft door de vorm van de gewrichtsvlakken en door de spanning in de gewrichtsbanden (ligamenten). Algemeen gesproken geldt: hoe beweeglijker een gewricht is des te minder passieve stabiliteit het heeft.

De vorm van de gewrichtsvlakken

In een gewricht komen de uiteinden van twee (soms meer) botten bij elkaar. Het bot is op die plaats met kraakbeen bedekt. Het is eenvoudig te begrijpen dat een gewricht steviger is naarmate de vorm van het kraakbeen van het ene bot beter past in de vorm van het kraakbeen van het andere bot. Dit mechanisme wordt ook wel 'vormsluiting' genoemd. Het mooiste voorbeeld van een gewricht met goede vormsluiting is het heupgewricht. Het is opgebouwd uit een bolle kop aan de ene kant en een mooi ronde kom, die er precies omheen past, aan de andere zijde. Dat is stevig. Bij de schouder is ook sprake van een mooie kop, maar de kom past er niet strak omheen; de kom heeft de vorm van een vrij platte schaal en is verhoudingsgewijs klein. Bij de knie is de situatie nog ongunstiger: de twee bolle koppen van het bovenbeen staan op een min of meer plat vlak. Door een meniscus aan de binnen- en buitenkant wordt het platte vlak nog een soort kom, maar uiteindelijk stelt de kom niet veel voor.
Het zal niet zo vaak voorkomen dat de vorm van kop of kom verandert. Uiteraard kan dat wel na een ernstig ongeval. Wat vaker voorkomt is dat de stabiliteit van een gewricht vermindert doordat het kraakbeen dunner wordt. Dat gebeurt bij gewrichtsslijtage. Bij slijtage van de tussenwervelschijven in de wervelkolom verdwijnt soms een centimeter kraakbeen. De botstukken gaan daardoor iets naar elkaar waardoor vervolgens de gewrichtsbanden naar verhouding te lang zijn. Als dat

snel gebeurt (binnen een paar jaar), krijgt het lichaam niet de kans zich aan te passen aan de nieuwe situatie en is er een verhoogd risico op instabiliteit.

Gewrichtsbanden

De mate waarin gewrichtsbanden een rol spelen bij de stabiliteit is van gewricht tot gewricht heel wisselend. Bij de schouder zijn de banden veel minder stevig dan bij de knie en de heup. De gewrichtsvlakken van de SI-gewrichten (zie anatomie hoofdstuk 1) zijn vrijwel plat. Het is niet moeilijk om te bedenken dat de 'vormsluiting' daardoor gering is.
Beschadiging van banden worden meestal veroorzaakt door verdraaiing van een gewricht. Denk aan een scheur van de enkelbanden of de voorste kruisband van de knie. Gescheurde banden kunnen vrijwel niet herstellen. Als iemand wordt onderzocht die tien jaar tevoren zijn enkelband of de voorste kruisband van zijn knie heeft gescheurd, is duidelijk te zien dat de band nog steeds kapot is.

ACTIEVE STABILITEIT

Spieren zijn in staat bij te dragen aan de stabiliteit van een gewricht. Dit wordt 'krachtsluiting' genoemd. De meeste steun geven spieren die aangespannen zijn tussen de twee botten die in het gewricht bij elkaar komen, dus de korte, meestal diep gelegen, spieren. Dus niet de spieren die ver van het gewricht af lopen en een paar botten overslaan voordat ze vastzitten.
Ik zal proberen dat duidelijk te maken door een vergelijking te maken. Stel dat u twintig schoenendozen op elkaar hebt gestapeld. Als u de onderste optilt en ermee gaat lopen valt de stapel snel om. Als u elke doos met vier elastiekjes langs de vier zijkanten vastmaakt aan zijn buurman wordt de stapel zeer stevig. Met vier lange elastieken tussen de onderste en de bovenste doos blijft het toch een beetje een wiebelig geheel.
Het is niet mogelijk dat een spier in zijn eentje stabiliteit verschaft aan een gewricht. Zoals je ook niet in staat bent om een vuist te maken met één spier. Denk maar weer aan de stapel schoenendozen. Aan één elastiekje heb je niets. Onder normale omstandigheden wordt een gewricht gestabiliseerd door het aanspannen van meerdere spieren tegelijk. Voorwaarde voor hun stabiliserende functie is natuurlijk dat de desbetreffende spieren gespannen zijn. De schouder bijvoorbeeld is voor de stabiliteit sterk afhankelijk van de spieren; het gaat daarbij om de korte, diep gelegen spieren die van het schouderblad naar het bot in de bovenarm lopen. Indien deze spieren verlamd zijn, kan de

schouder bij alledaagse activiteiten uit de kom schieten, bijvoorbeeld bij het omdraaien in bed, of het douchen.

Het actieve deel van de stabiliteit (de spierkracht dus) kan voor een deel beschadigingen van het passieve systeem compenseren. Een sporter met gescheurde enkelbanden kan na training van de juiste spieren weer hardlopen. De compensatie is niet volledig. Als de sporter met gescheurde enkelbanden bijvoorbeeld moe is, loopt hij een groot risico om zijn enkel te verzwikken. Dat had hij vóór het scheuren van de enkelbanden niet.

REGELSYSTEEM

De spieren die betrokken zijn bij de actieve stabiliteit kunnen slechts hun werk goed doen als ze op het juiste moment aanspannen. Er moet een goed regelsysteem zijn. Bijvoorbeeld: bij een waterpoloër kan de schouder uit de kom schieten op het moment dat hij een ongecontroleerde werpbeweging maakt, ook al heeft hij nog zulke sterke spieren. Eenvoudig gezegd: tijdens de worp gaat het fout als de korte, diepe spieren, direct om het schoudergewricht, te laat of te weinig aanspannen en de lange oppervlakkige spieren te vroeg of te veel. De lange spieren (tezamen met de slingerbeweging) trekken de schouder uit de kom.

Het is duidelijk dat dit regelsysteem niet kan werken zonder spieren, maar vaak wordt vergeten dat dit systeem ook niet werkt als het systeem niet wordt geïnformeerd over de spanning in de pezen en spieren en de stand van de gewrichten. De 'voelsprieten' van dit systeem bevinden zich in banden, pezen en spieren. De informatie wordt in het zenuwstelsel verwerkt en resulteert in aanspanning dan wel ontspanning van de spieren rond de desbetreffende gewrichten. Zowel de basisspanning van de spieren bij liggen, zitten en staan wordt hiermee gereguleerd als het aanspanningspatroon bij allerlei bewegingen. Beschadiging van banden veroorzaakt niet alleen een afname van de passieve stabiliteit, maar veroorzaakt ook een beschadiging van de 'voelsprieten'. Het systeem van 'voelsprieten' is ook verstoord als het gewricht in een abnormale stand staat, bij vocht in het gewricht, bij hevige pijn en bij oververmoeidheid.

Niveaus van (in)stabiliteit

Als we praten over stabiliteit van een gewricht zijn er drie niveaus te onderscheiden:
– niveau I: een gewricht met veel passieve stabiliteit. Spierkracht is niet nodig voor de stabiliteit. Voorbeeld: een heupgewricht.

- niveau II: een gewricht dat spierkracht nodig heeft voor de stabiliteit. Voorbeeld: een schoudergewricht.
- niveau III: een gewricht dat zelfs met goed gebruik van de spieren niet stabiel is. Voorbeeld: een kniegewricht met twee afgescheurde kruisbanden.

Bij bekkeninstabiliteit is in principe dezelfde indeling maken. Zie hoofdstuk 3.

Gevolgen van instabiliteit

PIJN

Bij instabiliteit van de knie, de enkel en de schouder is duidelijk wat de gevolgen zijn van instabiliteit. De meest gehoorde klacht is pijn. De patiënt met een instabiele knie kan laten horen dat de knie tijdens een lange wandeling pijn gaat doen, en dat het aangedane gewricht de dag erna wat warm en dik kan zijn. Bij onderzoek wordt dan vaak vastgesteld dat er vocht in het gewricht is en dat de banden pijnlijk zijn bij rek en als erop wordt gedrukt. Opvallend is dat de ergste irritatie pas enige uren ná (over)belasting merkbaar wordt.
Verondersteld wordt dat schokkende bewegingen in instabiele gewrichten irritatie geven aan de banden en pezen rond het gewricht. Kleine schokjes zijn minder schadelijk dan grote schokken. En hoe meer schokken hoe meer schade. Instabiliteit van een gewricht kan ook nog gecompliceerd worden doordat het gewricht uit de kom schiet. Vooral bij de schouder is dat bekend. Het zijn niet de gescheurde banden die overbelast raken bij overbelasting van een instabiel gewricht. Stel dat iemand een instabiele knie heeft doordat hij ooit een afgescheurde voorste kruisband heeft opgelopen. Als hij dan steeds pijn in de knie heeft na het voetballen kan elke structuur rond het gewricht geïrriteerd zijn. Eén ding is dan zeker: de pijn wordt niet veroorzaakt door een geïrriteerde voorste kruisband. Hij heeft immers geen voorste kruisband meer! Het zijn de overgebleven, gezonde banden en gezonde pezen die de klappen moeten opvangen.
Bij instabiliteit van het bekken doet zich iets dergelijks voor. De ongecontroleerde schokkende bewegingen veroorzaken irritatie aan de gezonde banden. Pijn en een vermoeid gevoel zijn het gevolg.

ZWAKTE

Een van de mechanische problemen bij instabiliteit van een gewricht is dat de patiënt niet goed kracht kan zetten met het lichaamsdeel waarin het instabiele gewricht gelegen is. Dit verschijnsel komt ook voor bij gereedschap en machines. Denk aan een schroevendraaier waarvan het handvat loszit, of aan het slippen van de punt van een schroevendraaier over het gleufje in een schroef. Ingenieurs noemen deze gestoorde krachtenoverbrenging een verminderde 'load transfer'.

Het overbrengen van krachten tussen romp en benen is voor het eerst in de jaren negentig van de vorige eeuw door de ingenieur Chris Snijders benoemd. Het bekken bevindt zich op een belangrijk 'kruis'-punt voor het doorgeleiden van krachten. Ga maar eens na welke spieren en gewrichten gebruikt worden als iemand met een boodschappenwagentje de bocht om wil. Op een of andere manier moeten de krachten die de handen op het wagentje uitoefenen worden geleverd door de wrijving tussen de schoenen en de vloer. Van de vloer op de schoenen, van de schoenen op de voeten, van de voeten op het onderbeen, enzovoort. Zo is er een hele keten van krachtenoverbrenging tussen het wagentje en de vloer. Het is duidelijk dat de zwakste schakel uit zo'n keten het meeste risico loopt op overbelasting. Bij de ene persoon is dat de pols, bij de ander de knie. Patiënten met een instabiel bekken zullen bij het manoeuvreren met onwillige boodschappenwagentjes in de eerste plaats hun bekken voelen.

Een zwakke schakel bij de krachtenoverbrenging door het bekken is het SI-gewricht. In een normaal SI-gewricht worden krachten tussen heiligbeen en bekkenhelft uitgewisseld door de in elkaar passende kleine en grote groeven en richels van de gewrichtsvlakken en door spanning in banden en spieren. In een instabiel SI-gewricht is de uitwisseling van krachten tussen de gewrichtsvlakken verminderd. Een groter percentage van de krachten zal dan worden doorgegeven via de omringende banden. In ernstige gevallen kan de kracht niet worden overgebracht. De mate waarin een kracht van de romp naar de benen kan worden overgebracht is een goede maat voor de stabiliteit van het bekken. Bij het meten van de ernst van bekkeninstabiliteit wordt daarvan gebruik gemaakt.

3 Wat is bekkeninstabiliteit?

Inleiding

Instabiliteit van het bekken is in principe niet anders dan instabiliteit van de schouder, de knie of de enkel of welk ander gewricht ook. Het vaststellen van instabiliteit van een gewricht is doorgaans moeilijk. Bij het bekken is het vaststellen van instabiliteit extra moeilijk, omdat de bewegingen zowel bij stabiele als instabiele bekkens heel klein zijn. Extra ingewikkeld is, dat het bekken bij instabiliteit gezien moet worden als een systeem waarin vijf botstukken als radertjes van een uurwerk ten opzichte van elkaar bewegen: de linker en rechter bekkenhelft, het heiligbeen en de onderste twee lendenwervels. Verkeerd bewegen in één onderdeel heeft invloed op het hele systeem (zie ook hoofdstuk 1).

Passieve stabiliteit van het SI-gewricht

De gewrichtsvlakken van de SI-gewrichten zijn vrijwel plat. Het is niet moeilijk om te bedenken dat de 'vormsluiting' daardoor gering is. De passieve stabiliteit van de SI-gewrichten wordt vooral verschaft door de gewrichtsbanden. Bijzonder van de banden van de SI-gewrichten is dat sommige op enige afstand van het gewricht gelegen zijn. De achterste delen van de achterste band lopen op 3-5 cm van het gewricht; op nog grotere afstand (5-10 cm) lopen een paar banden die zelfs niet meer met het gewricht in contact staan. Ze lopen zó ver van het SI-gewricht dat vaak vergeten wordt dat ze qua functie wel tot dat gewricht behoren.

De banden aan de voorzijde van het SI-gewricht zijn heel dun en dragen nauwelijks bij aan de stabiliteit van het bekken. De belangrijkste verbinding aan de voorkant van het bekken is de symfyse. De symfyse is een gewricht op zichzelf, maar is ook te beschouwen als een verbinding die bijdraagt aan de stabiliteit van beide SI-gewrichten. Bij instabiliteit van het bekken kan de pijn worden gevoeld rond alle betrokken gewrichtsbanden, dus: onder in de rug, rond de SI-gewrichten, rond de symfyse en nabij het zitbeen.

Bij een bevalling is meestal sprake van scheuring of verrekking van de banden rond de symfyse en van de banden aan de voorzijde van de SI-gewrichten. De andere banden van de SI-gewrichten lopen bij een bevalling geen risico; ze kunnen wel beschadigd raken door een fors ongeval. Als iemand één keer langs de natuurlijke weg een kind heeft gebaard van meer dan 2500 gram, is het bekken blijvend veranderd. Dat wil niet zeggen dat zo iemand haar leven lang klachten heeft, maar wel dat de stabiliteit vanaf dat moment meer dan ooit afhankelijk is van spierkracht (actieve stabiliteit).

Actieve stabiliteit van het SI-gewricht

KORTE DIEPE SPIEREN

Er bestaan rond de SI-gewrichten geen korte spieren die van het ene bot naar het andere lopen. Er zijn wel korte diepe spieren die van de linker naar de rechter bekkenhelft lopen en daardoor in staat zijn om de beide bekkenhelften tegen elkaar te drukken. Deze spieren kunnen daardoor stevigheid verschaffen aan beide SI-gewrichten tegelijk en bovendien aan de symfyse. De spieren die het bekken kunnen stabiliseren zijn de bekkenbodemspieren en de dwarse buikspier. Het gaat bij de dwarse buikspier (de 'musculus transversus abdominis') vooral om het onderste deel, dus het deel dat in het bekken is gelegen (het 'bikinigedeelte').

LANGE OPPERVLAKKIG GELEGEN SPIEREN

De lange oppervlakkige spieren zijn minder geschikt bij het stabiliseren dan de korte diepe (vergelijk de korte en de lange elastieken bij de stapel schoenendozen uit hoofdstuk 2). We hebben lange tijd gedacht dat de bilspieren het bekken ideaal konden stabiliseren. Het bekken wordt door het aanspannen van de bilspieren wel stabiel, maar er doen zich twee grote problemen voor. Ten eerste blijkt dat het krachtig aanspannen van de bilspieren een sterke toename van pijn veroorzaakt rond de SI-gewrichten, we denken doordat een klein deel van de banden door het aanspannen van de bilspieren enorm zwaar belast wordt. Ten tweede oefent de bilspier ook invloed uit op het heupgewricht. Daardoor kan hij zijn stabiliserende werking uitsluitend uitoefenen als de heup op een of andere manier op zijn plaats wordt gehouden, bijvoorbeeld als je staat. Maar bij het lopen lukt het niet meer om met de bilspieren het bekken te stabiliseren, of je zou met aangespannen billen moeten lopen.
Voor de schuine buikspieren geldt in feite dezelfde beperking. Die spieren hebben namelijk ook invloed op de wervelkolom en de ribben,

waardoor ze alleen aan de stabiliteit van het bekken kunnen bijdragen in zeer speciale situaties. Bijvoorbeeld wanneer de patiënt op de rug ligt en zijn adem inhoudt, of tijdens een draai met de romp, zoals bij houthakken of golfen.

Er is ook nog een schuine lange rugspier die niet te gebruiken is (de 'musculus latissimus dorsi'). Deze spier loopt vanaf de bekkenrand over de rug en zit helemaal in de bovenarm vast. Deze spier kan zijn invloed op het bekken uitsluitend uitoefenen als de schouder op zijn plaats wordt gehouden. Misschien is de invloed van deze spier de verklaring voor de karakteristieke houding van mensen met rugpijn: handen op de achterzijde van het bekken en druk geven. De genoemde spier wordt dan beiderzijds aangespannen, de rug holgetrokken en de bekkenkam naar voren gedrukt.

Kortom: sommige lange spieren dragen bij aan de stabiliteit van het bekken bij speciale activiteiten, onder voorwaarde dat de kleine diep gelegen spieren eerst hun werk doen.

Indeling

Bij bekkeninstabiliteit is in principe dezelfde indeling te maken als bij andere gewrichten.

- Type I: een bekken met veel passieve stabiliteit; spierkracht is niet nodig voor de stabiliteit.
  We denken dan aan het bekken van iemand die nooit zwanger is geweest, en nooit een ernstig ongeval heeft gehad met het bekken en ook niet hypermobiel is. (Iemand is hypermobiel als hij of zij van nature overmatig soepele gewrichten heeft.) Spierkracht is niet nodig voor de stabiliteit. Zelfs als een vrouw met een bekken type I moe is, heeft zij geen pijn in het bekken. Als ze zwanger wordt, merkt ze tijdens de eerste zes maanden vrijwel niets aan het bekken.
- Type II: een bekken dat spierkracht nodig heeft voor de stabiliteit.
  Dat is het bekken van iemand die ooit langs natuurlijke weg bevallen is van een kind van meer dan 2500 gram, of ooit een ernstig ongeval heeft gehad met het bekken, of hypermobiel is. Spierkracht is nodig voor de stabiliteit. Als een vrouw met zo'n bekken zwanger wordt, kunnen vanaf de derde maand klachten ontstaan.
- Type III: een bekken dat zelfs met goed gebruik van de spieren niet stabiel is.
  Het bekken van iemand die een ernstig ongeval met het bekken heeft gehad. Zelfs met de beste revalidatie lukt het niet de patiënt van zijn of haar klachten af te helpen. Operatie is de enige oplossing.

Patiënten met bekkeninstabiliteit door zwangerschap hebben bijna allemaal instabiliteit type II. Dit type is verder te verdelen in vier subtypen.

Type IIa: horizontale instabiliteit van de symfyse. Normaal is de afstand tussen het linker en rechter schaambeen op een röntgenopname ongeveer 4 mm. De ruimte ertussen bestaat uit het kraakbeen van de symfyse. Tijdens de zwangerschap neemt deze ruimte een paar millimeter toe (figuur 3.1). Een verbreding minder dan 8 mm gaat meestal niet gepaard met ernstige klachten.

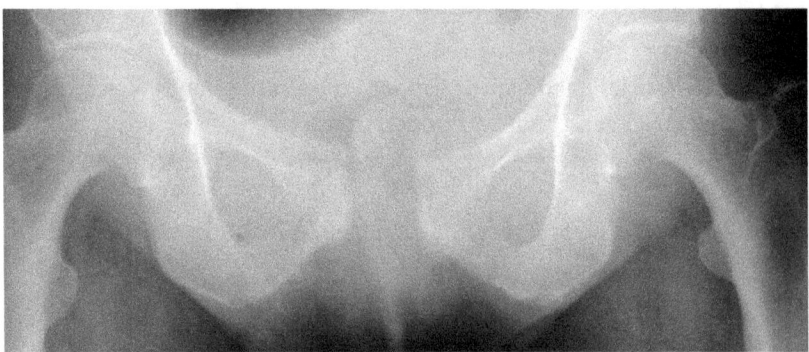

Figuur 3.1 *Verbreding van de symfyse.*

Na de zwangerschap laat de röntgenfoto na enkele maanden het normale beeld weer zien. Dat betekent dat de twee helften weer bij elkaar zitten, maar niet dat de helften stevig aan elkaar zitten. Het blijft een type IIa. Bij 33 weken zwangerschap heeft ongeveer 10% van de patiënten met aanzienlijke bekkenklachten dit type (tabel 3.2). De prognose is opvallend goed; deze patiënten zijn vier maanden na de bevalling vrijwel allen hersteld.
Kenmerkend voor type IIa is dat de pijn vrijwel uitsluitend wordt gevoeld rond de symfyse. De klachten zijn vaak begonnen tijdens de eerste zwangerschap. De klachten kunnen ook buiten de zwangerschap ontstaan tijdens sporten of bij het kracht zetten met de benen. Bij lang bestaande klachten kan dit type overgaan in een type IIb.
Het beste onderzoek naar type IIa is gedaan door de Zweedse gynaecoloog David Berezin. Hij maakte röntgenfoto's bij 72 kraamvrouwen en stelde vast dat de breedte van de symfyse bij vrouwen met klachten gemiddeld 2,2 mm groter was dan bij vrouwen zonder klachten (res-

pectievelijk 7,4 mm en 5,2 mm). Het verschil tussen beide groepen is niet sensationeel en wordt vooral veroorzaakt door de vrouwen met een symfysebreedte van 8 mm of meer (figuur 3.2).

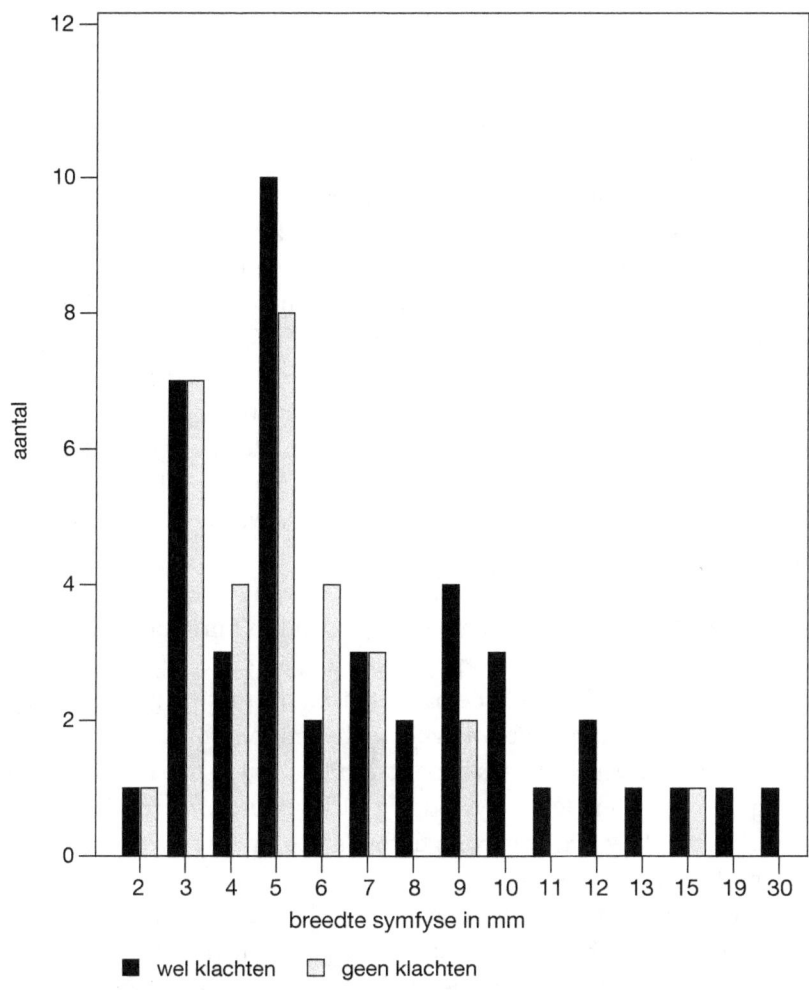

Figuur 3.2 *Breedte van de symfyse bij kraamvrouwen in relatie tot klachten (naar Berezin).*

Type IIb: instabiliteit van één bekkenhelft. Het gaat om een combinatie van de symfyse met één SI-gewricht. Dit type staat in de literatuur bekend als het eenzijdige sacro-iliacale syndroom. Bij 33 weken zwangerschap heeft ongeveer 25% van de patiënten met aanzienlijke bekkenklachten hier last van. Het herstel gaat iets minder voorspoedig. Ongeveer 10% heeft vier maanden na de bevalling nog klachten, en na zes maanden is dat percentage 5%, op een enkele na, iedereen hersteld.

De beweeglijkheid van de bekkenhelften bij type IIb is vaak zichtbaar te maken op röntgenfoto's van het bekken terwijl de patiënt staat op het been aan de goede kant (figuur 3.3). Het been aan de instabiele kant hangt dus vrij. Dit worden ook wel ooievaarsopnamen genoemd. De verdraaiing in het SI-gewricht wordt ter hoogte van de symfyse zichtbaar door een verticale verschuiving (figuur 3.4).

Type IIc: instabiliteit van beide bekkenhelften. Het gaat om een combinatie van de symfyse met beide SI-gewrichten. Dit type staat in de literatuur bekend als het tweezijdige sacroiliacale syndroom. Ongeveer 30% van de zwangeren met aanzienlijke klachten heeft dit type. Ongeveer 20% heeft vier maanden na de bevalling nog klachten; bij zes maanden is het 10% en na twee jaar 5%.

In de eerder genoemde groep van Berezin is ook onderzoek gedaan naar instabiliteit type IIb en IIc. De verticale beweeglijkheid van de symfyse bij vrouwen met klachten was in dat onderzoek gemiddeld 5,9 mm; bij vrouwen zonder klachten 1,9 mm (figuur 3.5). Hij telde de verschuiving van beide zijden bij elkaar op; we weten dus niet hoeveel vrouwen type IIb hadden en hoeveel IIc).

In de studie van Berezin worden drie categorieën onderscheiden (tabel 3.1). Vrouwen zonder verticale beweeglijkheid (0 mm) hadden bijna nooit klachten. Bij 10 mm of meer bijna alle en in de tussenliggende groep ongeveer de helft van de patiënten. In die tussenliggende groep maakte het niet uit of de beweeglijkheid 1 mm of 9 mm was. De waarde van ooievaarsfoto's is beperkt omdat de meeste patiënten in de categorie 1-9 mm zitten (61 van de 72). Uit andere onderzoeken is gebleken dat de waarde van röntgenfoto's nog minder wordt naarmate de bevalling langer geleden is.

De foto's zeggen zo weinig, omdat het bij bekkeninstabiliteit niet alleen gaat om de beweeglijkheid van de gewrichten. Het is ook van belang wat iemand met zijn spieren doet, en dat zie je niet op een foto waarbij gevraagd wordt om het been zo ontspannen mogelijk te laten hangen.

Onderzoek met echografie van de symfyse laat in grote lijnen hetzelfde zien als onderzoek met röntgenfoto's. Echografie heeft als voordeel dat het ook tijdens de zwangerschap toepasbaar is. Daar staat tegenover dat het echobeeld minder nauwkeurig is dan een röntgenopname.

Type IId: instabiliteit van beide bekkenhelften en het onderste deel van de wervelkolom. Dit is een moeilijk te behandelen situatie. Een stevig bekken kan steun geven aan de onderste twee lendenwervels, maar het

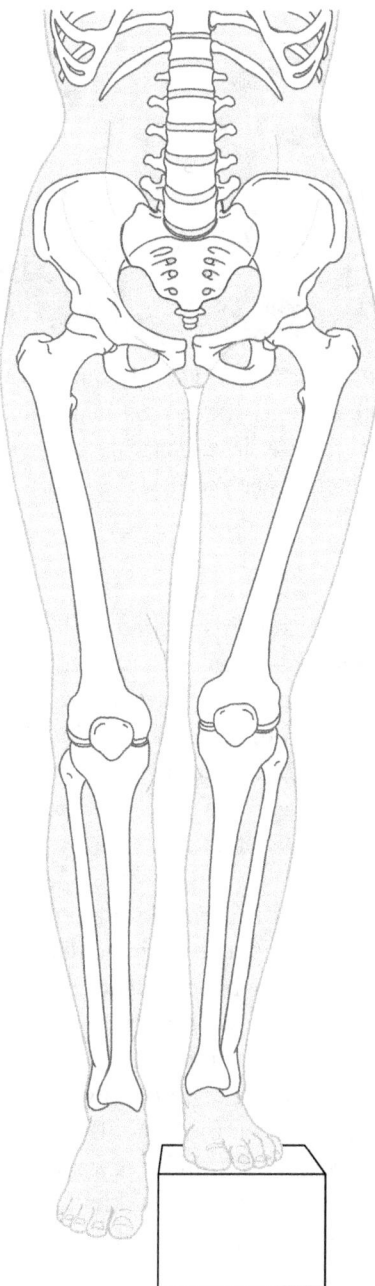

Figuur 3.3 Chamberlain-opname ('ooievaarsopname'). Bij het staan op het linker been en het hangen van het rechter been wordt de rechter bekkenhelft ter plaatse van de symfyse omlaag getrokken.

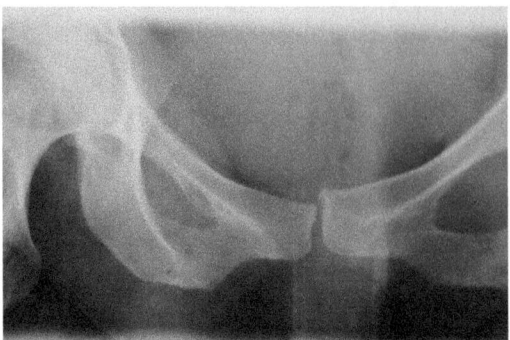 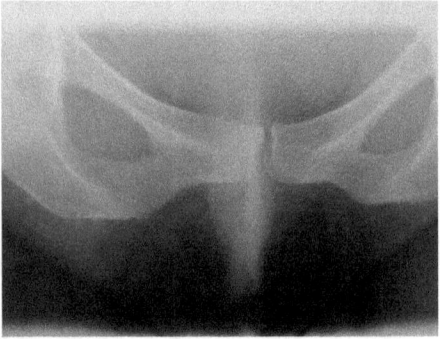

Figuur 3.4 Boven: röntgenfoto van de symfyse waarbij de patiënt staat op het linker been (links is de kant zonder klachten):onder, ter vergelijking: röntgenfoto van de symfyse bij staan op het rechter been (rechts is de kant met klachten). NB De linkerzijde van de patiënt bevindt zich op de foto's rechts.

is ook andersom. Het is dus moeilijk om bekkeninstabiliteit te behandelen als de rug ook instabiel is. Het gaat bij type IId vrijwel altijd om een combinatie van bekkeninstabiliteit en slijtage van de onderste tussenwervelschijf. Ongeveer 30% van de zwangeren met aanzienlijke klachten heeft type IId. Zes maanden na de bevalling heeft nog 30% van hen klachten; na twee jaar is het percentage nog 20%. Vaak zijn de klachten ondanks intensieve oefentherapie nog aanzienlijk en is er dus eigenlijk sprake van een type III.

Type III: een bekken dat zelfs met zeer goed gebruik van de spieren niet stabiel is. Per jaar worden bij ongeveer twintig patiënten in Nederland de bekkengewrichten operatief vastgezet. Als we bedenken dat elk jaar in Nederland 200.000 vrouwen bevallen, komen we op 1 per 10.000 bevallingen. Er zijn waarschijnlijk meer patiënten met een instabiliteit type III dan deze twintig. Soms wordt een andere operatie uitgevoerd, en er is natuurlijk nog een groot aantal patiënten met type III dat om welke reden dan ook niet wordt geopereerd. Toch blijft het waarschijnlijk dat instabiliteit type III slechts voorkomt bij een klein percentage. Ik schat het aantal patiënten met instabiliteit type III op 1 per 1000 bevallingen.

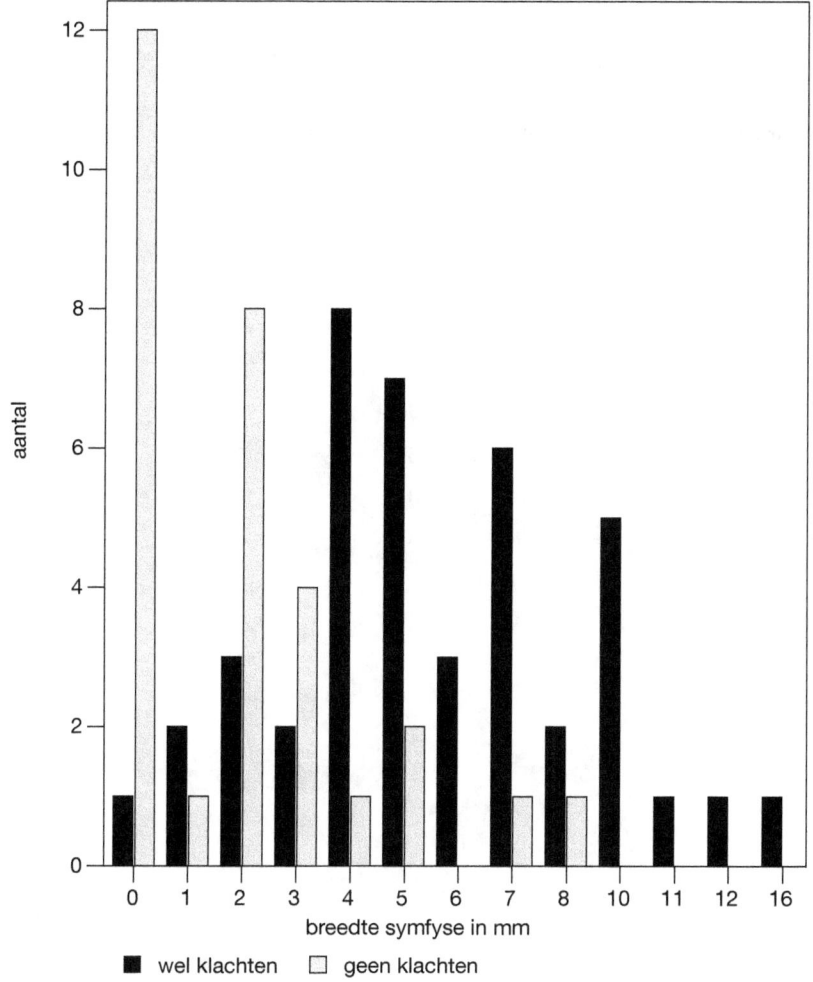

Figuur 3.5 Verticale beweeglijkheid van de symfyse bij kraamvrouwen in relatie tot klachten.

Tabel 3.1 Verticale beweeglijkheid van de symfyse bij kraamvrouwen in relatie tot klachten (naar Berezin).		
verticale beweeglijkheid	aantal vrouwen met klachten (%)	aantal vrouwen zonder klachten
0 mm	1 (8%)	12 (92%)
1-9 mm	33 (54%)	28 (46%)
> 9 mm	8 (100%)	0 (0%)
	43	30

Tabel 3.2 Aantal vrouwen met rug- en bekkenklachten tijdens de zwangerschap ingedeeld naar type en herstelpercentages na zes maanden en twee jaar.

tijdens de zwangerschap	aantal per 100 zwangeren	hersteld zes maanden na de bevalling (%)	hersteld twee jaar na de bevalling (%)
nooit klachten	15		
geringe en kortdurende klachten	60		
type II a	2,5	99	100
type II b	6,0	95	99
type II c	7,5	90	95
type II d	7,5	70	80
type III	0,1	0	0
diversen	1,4	90	95
totaal	100	96,5	98

4 Waardoor krijgt iemand bekkeninstabiliteit?

Inleiding

Veel onderzoek is gedaan om er achter te komen waarom de ene vrouw in de zwangerschap bekkeninstabiliteit krijgt en de andere niet. Veel heeft dat onderzoek tot nu toe niet opgeleverd (zie ook hoofdstuk 5). Ook is het nog steeds niet duidelijk waarom de klachten bij de ene vrouw na de bevalling snel verdwijnen en bij de andere pas na verloop van veel tijd, of helemaal nooit.
Het ligt voor de hand te denken dat bekkeninstabiliteit kan ontstaan na een beschadiging van de gewrichtsbanden in het bekken. Het werkt op dezelfde manier als het ontstaan van een instabiele knie of enkel. Een stuk ingewikkelder is het te begrijpen dat hormonen en emoties invloed hebben op de stabiliteit van het bekken. In dit hoofdstuk wordt uitgelegd hoe de invloed van die laatstgenoemde factoren 'vertaald' wordt naar de 'mechanica' van het bekken.

Verminderde passieve stabiliteit

DE BEVALLING

Door een bevalling worden de banden van het bekken altijd een beetje beschadigd. In figuur 4.1 is te zien dat de bekkenuitgang van een vrouw net iets te klein is voor de baby. Apen hebben het heel wat gemakkelijker. De hele bevalling van een gorilla duurt maar twintig minuten. Er wordt wel gesteld dat er twee grote verschillen zijn tussen mensen en apen: mensen hebben veel meer hersenen dan apen en mensen lopen op twee benen rond. De consequentie is dat mensen een grote schedel hebben en een verhoudingsgewijs klein en stijf bekken. Dat is bij de bevalling een wat ongelukkige combinatie. In figuur 4.1 is te zien dat de geboorte van een mensenkind eigenlijk alleen goed mogelijk is als de schedel van het kind en het bekken van de moeder zich aan elkaar aanpassen. Meestal lukt dat aardig, maar het is begrijpelijk dat de mogelijkheden beperkt zijn. Bij baby's van, naar schatting, 2500 gram of meer, moet het bekken tijdens de bevalling ook wat worden opgerekt. De veronderstelling is dat de passieve stabiliteit van het bekken daardoor afneemt.

Er is trouwens, behalve de mens, nóg een zoogdier dat zich op twee benen voortbeweegt: de kangoeroe. Die loopt niet, maar hupt zoals we weten, maar heeft daar waarschijnlijk een stevig bekken voor nodig. We weten hoe de natuur het bevallingsprobleem bij de kangoeroe heeft opgelost: het jong wordt prematuur geboren en groeit daarna verder in de buidel.

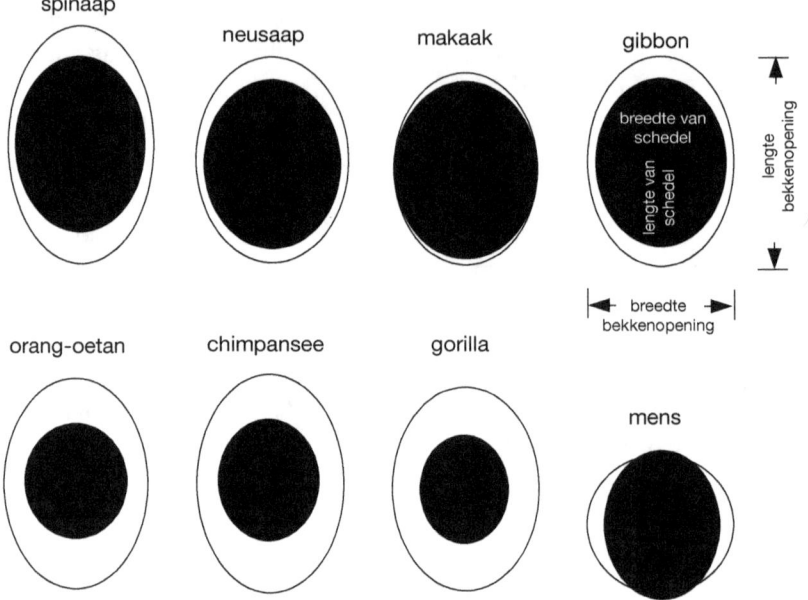

Figuur 4.1 *Verband tussen de grootte van de schedel van het kind en de grootte van de bekkenuitgang van verschillende apensoorten en van de mens.*
Met toestemming van de uitgever overgenomen uit: Hrdy SB. Moederschap, een natuurlijke geschiedenis. Utrecht: Het Spectrum, 2000.

Dat het bekken door een bevalling (langs natuurlijke weg) blijvend verandert, wordt goed geïllustreerd door de duur van de bevalling. Iedereen weet dat een tweede bevalling gemiddeld veel vlotter verloopt dan een eerste bevalling. De uitdrijvingstijd bij de bevalling (vanaf volledige ontsluiting tot de geboorte) is bij een eerste zwangerschap gemiddeld 45 minuten en bij een tweede ongeveer 15 minuten. Bij de derde en volgende bevalling duurt het gemiddeld maar een paar minuten minder. Het verschil tussen de eerste en tweede bevalling is dus veel groter dan tussen de tweede en de derde. De meeste vrouwen hebben voor de eerste zwangerschap een bekken type I (zie hoofdstuk 3) en na de eerste bevalling een bekken type II (en na bijvoorbeeld de tiende bevalling nog steeds type II). Een bekken type II is minder stabiel dan een bekken type I, en de kans op klachten is daardoor veel groter. Daar staat dus tegenover dat vrouwen met een bekken type II vlotter bevallen. Er wordt wel eens gezegd dat een instabiel bekken hinderlijk is bij alles wat iemand doet, behalve in één situatie en dat is tijdens een natuurlijke bevalling.

De verandering in het bekken door de eerste bevalling is ook te zien aan het verschil in het aantal vrouwen dat de hulp van een tang of vacuümpomp nodig heeft. Bij de eerste bevalling is dat ongeveer 20%, bij de latere bevallingen ongeveer 4%. Bij keizersneden wordt dezelfde trend gevonden.

ONGEVALLEN

Het is duidelijk dat door een ongeval de banden rond de bekkengewrichten kunnen worden beschadigd. Het gaat dan soms om dezelfde banden als de banden die na zwangerschap overrekt zijn. Bij een ongeval kunnen ook andere banden beschadigd raken; de behandeling is dan meestal moeilijker.

Bij een bevalling is meestal sprake van scheuring of oprekking van de banden rond de symfyse en van de banden aan de voorzijde van de SI-gewrichten (instabiliteit type IIa). Artsen noemen dat een 'openboekletsel'. De bekkenhelften zijn als het ware de kaft van een boek, en het heiligbeen is dan de rug van het boek. Ook door een ongeval kan iemand iets dergelijks oplopen. Meestal is dan sprake van een ernstig ongeval en niet zelden zijn er dan ook botbreuken.

> Mevrouw Ansems is 65 jaar. Ze is nooit zwanger geweest en heeft nooit ernstige rug- of bekkenpijn gehad. Tijdens het paardrijden brak de riem van een stijgbeugel. Het gebeurde toen ze zich met beide benen afzette om op te veren uit haar zadel. Met een klap viel ze in het zadel terug. Ze kwam daarbij met haar symfyse op de voorste punt van het zadel. Waarschijnlijk heeft ze daarbij de spieren aan de binnenzijde van haar bovenbenen aangespannen. Er ontstond al snel een forse bloeduitstorting rond de symfyse. Per ambulance werd ze naar een ziekenhuis vervoerd. Op een röntgenfoto van het bekken werden geen botbreuken gezien. Wel was de symfyse verbreed tot 28 mm (normaal is 4 mm). Bij lichamelijk onderzoek was er een zwakte bij het krachtzetten met

de benen. Met een bekkenband (zie hoofdstuk 13) functioneerde ze beter. Na enkele maanden ging het geleidelijk beter met haar. Na vijf maanden revalideren was de symfyse nog maar weinig verbreed (de breedte was 6 mm) en was de spierkracht grotendeels hersteld.

Open-boekletsels zijn de minst verontrustende. Ernstiger zijn ongevallen waarbij een krachtige *verschuiving* plaatsvindt in het SI-gewricht. De behandeling is dan meestal moeilijker. Hieronder volgen daarvan twee voorbeelden.

Mevrouw Van Buren is drie maanden zwanger. Ze loopt in een bos, glijdt uit en valt op haar stuit. Ongelukkigerwijs valt ze met de stuit precies op een boomwortel. Ze heeft onmiddellijk hevige pijn in de rechter bil. 's Nachts krijgt ze een miskraam. Sindsdien heeft ze pijn in het bekken. Bij onderzoek heeft ze tekenen van instabiliteit van het rechter SI-gewricht. Met een bekkenband om gaat het duidelijk beter. Revalidatie heeft haar uiteindelijk wel van een deel van haar klachten afgeholpen, maar ze is sterk beperkt gebleven in haar functioneren.

De heer Cornelissen stond op de tramrails een paar kinderen te waarschuwen dat de tram in aantocht was. Achter hem kwam de tram aanrijden. Hij rekende erop dat de trambestuurder hem wel zag. In volle vaart werd hij door de tram geschept. Een verticale richel van de tram kwam tegen zijn heiligbeen aan. Onmiddellijk daarna kon hij zijn rechter been niet meer optillen. Na een intensieve revalidatie was hij niet verbeterd. Pas na een operatie (zie ook hoofdstuk 16) knapte hij op.

HORMONEN TIJDENS DE ZWANGERSCHAP

De Amerikaanse bioloog Frederick Hisaw bestudeerde in 1926 cavia's. Hij zag dat het hoofd van een pasgeboren cavia soms tweemaal zo groot is als de opening in het bekken waardoorheen hij geboren moet worden. Hij zag ook dat enkele dagen vóór de worp het bekken enorm in omvang toeneemt door het uiteengaan van de botten in de SI-gewrichten en de symfyse. Na de bevalling gaan de botten geleidelijk weer tegen elkaar en ziet het bekken er weer normaal uit. In die tijd werd verondersteld dat de vergroting van de bekkenring van de cavia plaatshad doordat het jong met zijn hoofd druk uitoefende. Hisaw was de eerste die op het idee kwam dat de vergroting misschien ontstond door hormonen. Hij bedacht het volgende experiment. Hij nam wat bloed af van een zwangere cavia en spoot dat in bij een niet-zwangere cavia. Tot ieders verbazing ontstonden binnen 6-8 uur dezelfde veranderingen als bij de zwangere cavia. Kennelijk zat er een stofje in het bloed dat de veranderingen veroorzaakte. De stof noemde hij relaxine. Vele jaren later is het gelukt dit hormoon te isoleren en zelfs na te maken.

Bij de mens gebeurt iets dergelijks. Vanaf de derde maand van de zwangerschap ontstaat een geleidelijke verbreding van de symfyse. Vaak bevindt zich ook een kleine hoeveelheid vocht in de SI-gewrichten. Het lijkt erop dat het kraakbeen in de symfyse onder invloed van hormonen opzwelt (op dezelfde manier als de borsten en de baarmoeder). Als het de eerste zwangerschap is, worden de banden daardoor langzaam opgerekt. Zo ontstaat het beeld van de bekkeninstabiliteit type IIa. In de tweede zwangerschap zijn de banden doorgaans al opgerekt en is de pijn rond de symfyse veel minder.

Bij de cavia is het duidelijk dat relaxine de veroorzaker is van de verbreding van de symfyse. Bij mensen is het niet zo simpel. De ene onderzoeker vindt bij zwangeren met bekkeninstabiliteit een grotere concentratie relaxine in het bloed dan bij zwangeren zonder klachten. Andere onderzoekers vinden dat niet. Het is bij mensen wel duidelijk dat hormonen tijdens de zwangerschap invloed hebben op het bekken, maar het is niet duidelijk welke hormonen daarvoor verantwoordelijk zijn.

Verminderde actieve stabiliteit

Spieren hebben een duidelijke invloed op de stabiliteit van het bekken. Lange tijd is gedacht dat het dunner worden van de buikspieren de oorzaak is van bekkeninstabiliteit. De veronderstelling was dat door het uitrekken van de buik de kracht van de buikspieren afneemt en dat daardoor klachten ontstaan. Het klinkt erg logisch, maar er zijn geen verschillen tussen vrouwen met en vrouwen zonder klachten wat betreft omvang van de buik, gewicht van het kind en gewichtstoename van de vrouw. Ook bij meting met echografie blijkt de dikte van de buikspieren bij vrouwen met bekkeninstabiliteit volledig normaal. De zwakte van de buik- en rugspieren die bij patiënten met bekkeninstabiliteit vrijwel altijd wordt gevonden is vaak niet de oorzaak maar het gevolg van de instabiliteit. Dit kan worden aangetoond door de spierkracht nog eens te meten terwijl de patiënt een bekkenband om heeft (zie ook de hoofdstukken 7, 8 en 13). In tabel 4.1 is duidelijk te zien dat de kracht van de betrokken patiënt vrijwel normaal is als de meting wordt gedaan met een bekkenband om, zodat geconcludeerd kan worden dat bij haar de zwakte niet de oorzaak is van de instabiliteit, maar de instabiliteit de oorzaak is van de zwakte. Ze is geen uitzondering.

Tabel 4.1 Resultaten van meting van de kracht van de rompspieren van mevrouw Dennenboom, met en zonder bekkenband.

krachtmeting	zonder bekkenband	met bekkenband	normale waarden
naar rechts draaien	11	33	20-60
naar links draaien	18	24	20-60
naar voren bewegen	15	28	50-90
lichaam achterover bewegen	43	59	60-140
rechts opzij buigen	38	54	60-100
links opzij buigen	25	40	50-110

De conclusie is dat bekkeninstabiliteit niet simpelweg kan worden verklaard door zwakte van de rug- en buikspieren.
Het uithoudingsvermogen van de spieren is waarschijnlijk wel sterk verminderd bij patiënten die langdurige bekkeninstabiliteit hebben. Het is niet goed te bewijzen, omdat het meten van het uithoudingsvermogen gehinderd wordt door de klachten.

Coördinatiestoornissen

ONDERZOEK VAN O'SULLIVAN

De Australische onderzoeker Peter O'Sullivan toonde in een leerzaam experiment aan dat de coördinatie is verstoord bij bekkeninstabiliteit. De coördinatie is het aanspanningspatroon van verschillende spieren ten opzichte van elkaar. Het gaat daarbij om de volgorde van aanspannen en de onderlinge verhouding van de mate van aanspanning. Hij deed het onderzoek bij 13 patiënten (onder wie 2 mannen) met bekkeninstabiliteit door een ongeval. Hij bestudeerde de ademhaling van de patiënten wanneer zij liggend op de onderzoeksbank een been gestrekt optilden en vergeleek de resultaten met die van gezonde proefpersonen. Het bleek dat alle patiënten tijdens het optillen van het gestrekte been abnormaal gingen ademhalen. De ademhaling was tijdens de 'beenheftest' vaak oppervlakkig en snel. Af en toe hielden de patiënten de ademhaling enkele seconden vast en verhoogden ze de druk in de buik en liepen rood aan; ze persten dus een beetje. Als een bekkenband om werd gedaan, kon het been gemakkelijker worden opgetild en verbeterde de ademhaling, en bovendien werd er niet meer geperst. Vervolgens werd de patiënten geleerd op welke manier ze de spieren moesten gebruiken. Daarmee verbeterde het aanspanningspatroon tijdens de beenheftest. Het optillen van het been tijdens de test kostte steeds minder moeite. Geleidelijk konden de patiënten meer doen en nam de pijn af.

Meestal is het verkeerd aanspannen het gevolg van een slecht functionerend informatiesysteem, pijn en vermoeidheid. Vervolgens kan het verkeerd aanspannen er de oorzaak van zijn dat de aandoening niet overgaat. Een enkele keer beginnen de problemen met een verkeerd aanspanningspatroon en zijn pijn en vermoeidheid uiteindelijk het gevolg.

Mevrouw Ellecom heeft een vrijwel volledige dwarslaesie. In de onderste lichaamshelft heeft ze geen controle meer over de spieren en vrijwel geen gevoel. Ze voelt wel pijn in de linker bil. Af en toe spannen de spieren aan de binnenkant van de bovenbenen sterk aan. Ze heeft daar geen controle over. Geleidelijk merkt ze dat ze pijn linksonder in de rug krijgt zodra de spieren in de bovenbenen aanspannen. Op de foto is een verbreding van de symfyse te zien van 10 mm. Het is niet gelukt haar van haar klachten af te helpen. Opvallend detail bij haar was dat ze met de dwarslaesie fulltime kon werken als maatschappelijk werkster, maar in de WAO belandde door de pijn in haar bekken.

EIGEN ONDERZOEK 1

Zoals uit het onderzoek van O'Sullivan al bleek, is er bij patiënten met bekkeninstabiliteit vaak sprake van persen tijdens de beenheftest. Uit eigen onderzoek blijkt dat bijna iedereen, ook als hij gezond is, de neiging heeft om te gaan persen als hij iets moet doen wat moeilijk gaat. (Ongeveer 20% van de gezonde mensen perst niet.) Bij het kracht zetten wordt meestal niet geperst tijdens de eerste 80% van iemands kunnen. Als iemand bijvoorbeeld met een kracht van 30 kg kan knijpen, begint hij vanaf ongeveer 24 kg (80% van 30 kg) te persen. Hij 'perst het laatste beetje eruit'. Dat is dus niet alleen bij de beenheftest het geval maar bij alle activiteiten die moeite kosten.

Het persen zou geen probleem zijn als dat persen niet heel belastend was voor het bekken. Als iemand perst, worden de onderdelen van het bekken uit elkaar geduwd. De kracht waarmee dat gebeurt, is groter dan je zou denken. De kracht is al snel meer dan je met een bekkenband kunt corrigeren! Veel en krachtig persen kan daarmee klachten veroorzaken, of ervoor zorgen dat bestaande klachten niet overgaan. Er ontstaat gemakkelijk een vicieuze cirkel: door pijn en vermoeidheid kost alles meer moeite dan gebruikelijk, je gaat toch door op het oude niveau, je perst veel vaker dan gebruikelijk, de bekkengewrichten raken geïrriteerd en zo ontstaan weer pijn en vermoeidheid. Het voortdurend persen zou er de oorzaak van kunnen zijn dat zo veel patiënten met bekkenklachten last hebben van urineverlies bij hoesten, niezen, persen, bukken en tillen.

Een tweede probleem bij persen is, dat veel mensen persen op de verkeerde manier: met de spieren rond hun borstholte gespannen en met de buikspieren en de bekkenbodemspieren ontspannen. O'Sullivan zag in zijn onderzoek (zie hierboven) met behulp van echografie dat bij patiënten met bekkeninstabiliteit tijdens het persen de bekkenbodem een stukje naar beneden werd geduwd. Met het blote oog is te zien dat veel patiënten tijdens het persen hun buik opbollen. Ingenieurs hebben voorgerekend dat zo'n bolle buik tijdens het persen veel ongunstiger is voor het bekken dan een platte buik.

> Mevrouw Feenstra heeft drie kinderen. Ze had nooit opvallende bekkenpijn tijdens haar zwangerschappen. Als haar jongste twee jaar wordt, blaast ze op een avond twintig ballonnen op. Dezelfde nacht en de volgende dag heeft ze pijn rond de symfyse.

EIGEN ONDERZOEK 2

Met echografie van de buikspieren is gemakkelijk vast te stellen of het aanspanningspatroon normaal is of niet. In tabel 4.2 staat een voorbeeld. Te zien is dat bij het aanspannen van de buikspieren vooral de schuine buikspier wordt gebruikt: de schuine buikspier wordt 66% dikker dan in rust en de dwarse buikspier maar 24%. Na instructie doet de patiënt het goed en is te zien dat het net andersom is. De onderlinge verhouding bij het aanspannen is belangrijker dan de dikte in rust.

Tabel 4.2 Dikte van de buikspieren van mevrouw Grootendorst in rust en bij aanspannen van de buikspieren.

	dikte dwarse buikspier in mm	dikte schuine buikspier in mm	toename van de dikte t.o.v. rust	toename van de dikte t.o.v. rust
in rust	2,9	5,3		
bij verkeerd aanspannen	3,6	8,8	24%	66%
bij correct aanspannen	4,9	6,6	69%	25%

OORZAKEN VAN COÖRDINATIESTOORNISSEN

We zouden ons kunnen afvragen waarom bij bekkeninstabiliteit de coördinatie verstoord is. We weten het niet precies, maar er zijn een paar theorieën.

Verkeerd bewegingspatroon vóór de klachten

We weten het niet zeker, maar het zou kunnen dat er patiënten zijn die al vele jaren een bewegingspatroon hebben dat ongunstig is voor het bekken. Zolang het bekken stevig is ('type I') is dat geen groot probleem, maar als het bekken mobieler wordt ('type II') kan de patiënt zich niet veroorloven om hetzelfde patroon aan te houden. De een pakt het meteen goed op, de ander heeft hulp nodig.
De indruk bestaat dat (ex-)paardrijders vaker dan gemiddeld bekkenklachten krijgen. De verklaring zou kunnen zijn dat ze gewend zijn om de benen tegen elkaar te drukken als ze dreigen te vallen. Het aanspannen van die spieren helpt echter niet bij bekkeninstabiliteit; integendeel: het aanspannen is zeer belastend voor het bekken.
Als je het bewegingspatroon van zeer kleine kinderen bestudeert zie je dat ze aanspannen op de manier waarvan we veronderstellen dat het de juiste manier is. Ze hebben bij voorkeur een buikademhaling, en bij het blazen op een fluitje gebruiken ze precies de goede techniek. Ik heb me laten vertellen dat kinderen onder invloed van stress soms overschakelen op een borstademhaling. Dat kan al gebeuren vanaf een jaar of acht.

Verkeerd bewegingspatroon door de klachten

Als iemand pijn heeft bij het uitvoeren van een beweging en hij probeert die toch te volbrengen, kiest hij waarschijnlijk voor een techniek die hem zo min mogelijk pijn oplevert. Als hij dat lang zo doet lijkt het wel of de patiënt niet anders meer kan. Denk aan iemand met een doorntje in zijn hiel. Hij gaat een beetje op zijn tenen lopen en probeert zijn pijnlijke voet zo kort mogelijk te belasten. Als de doorn eruit is gehaald, voelt het nog niet meteen lekker aan, maar na een paar dagen is dat over en loopt hij weer normaal. Als zo'n doorn er zes maanden in heeft gezeten, is de kans groot dat hij na het verwijderen ervan lange tijd mank blijft lopen. Zo is hij het gewend. Bovendien zijn de spieren in de kuit inmiddels een beetje korter geworden en hij heeft totaal geen eelt meer onder zijn hiel. Normaal lopen zoals vroeger voelt daardoor onaangenaam aan. Met de doorn erin is het verstandig naar de pijn te luisteren, maar zodra de doorn eruit is mag alles weer. Indien de patiënt na het verwijderen van de doorn nog steeds naar zijn lichaam luistert, loopt hij een jaar later nog mank. Waarschijnlijk spelen dergelijke mechanismen bij bekkeninstabiliteit ook een rol. Bij lang bestaande pijn is kennis van zaken nodig om te weten naar welke pijnsignalen je moet luisteren en naar welke niet (zie ook hoofdstuk 9).

Stabiliseren van het bekken op inefficiënte wijze

Patiënten met bekkeninstabiliteit hebben soms hun eigen manier gevonden om het bekken te stabiliseren. Meestal doen ze dat door veel spieren rond het bekken krachtig aan te spannen en te persen. Daarbij zijn vrijwel altijd de bilspieren en de schuine buikspieren betrokken. Voor een deel wordt dit gedrag veroorzaakt doordat patiënten merken dat zij dan tot iets meer in staat zijn. Zij kunnen zich dan bijvoorbeeld omdraaien in bed of opstaan uit een stoel. Het probleem is dat de stabiliteit op die manier maar matig is, het aanspannen veel energie kost en niet te combineren is met normaal ademhalen of normaal lopen. Bij een deel van de patiënten is het inefficiënte bewegingspatroon ontstaan door verkeerde instructies van hulpverleners.

Slecht functioneren van de 'voelsprieten'

Het is moeilijk te bewijzen, maar wel erg aannemelijk dat het aanspanningspatroon van een patiënt niet goed werkt als de spieren niet goed geïnformeerd worden over wat ze moeten doen. De informatie die normaal gesproken wordt gegeven door de voelsprieten in spieren, pezen en banden kan gemakkelijk verstoord worden door een abnormale stand van het gewricht, scheuring van de banden, vocht in het gewricht, pijn en/of oververmoeidheid. Op die manier kan natuurlijk gemakkelijk een vicieuze cirkel ontstaan.

Emoties en vermoeidheid

Het lijkt op het eerste gezicht onwaarschijnlijk dat emoties en vermoeidheid invloed kunnen uitoefenen op de stabiliteit van het bekken.

Het is niet bewezen, maar het is goed mogelijk om de gevolgen van deze gevoelens te 'vertalen' naar de 'mechanica' van het bekken. Het is namelijk denkbaar dat emoties en vermoeidheid invloed hebben op het gebruik van de spieren, en dat verkeerd spiergebruik vervolgens een nadelige invloed heeft op de stabiliteit van het bekken. Kijk maar eens hoe iemand loopt die moe is, of bang is om uit te glijden, of hoe iemand danst die verlegen is. Sterke emoties en oververmoeidheid kunnen daarom het herstel van bekkenklachten gemakkelijk in de weg staan.

Verkeerde veronderstellingen over instabiliteit

HORMONEN BUITEN DE ZWANGERSCHAP

Borstvoeding

Sommige patiënten krijgen (ten onrechte) het advies te stoppen met het geven van borstvoeding. De hormonen zouden het herstel van de bekkenklachten in de weg staan. Uit eigen onderzoek is gebleken dat bij vrouwen met bekkenpijn die stoppen met het geven van borstvoeding, dit geen duidelijke verandering teweegbrengt in het verloop van de bekkenklachten. Doordat veel vrouwen niet menstrueren in de tijd dat ze borstvoeding geven, kan daarmee wel de cyclische toename van de klachten worden voorkomen. De patiënt moet niet schrikken als zich enkele weken na het stoppen met de borstvoeding een tijdelijke klachtentoename voordoet rond de eerste menstruatie.
Een ander aspect van het geven van borstvoeding is dat het veel energie kan kosten. Vooral nachtelijke voedingen kunnen een vrouw met uitputtingsverschijnselen zo veel energie kosten dat daardoor het herstel wordt bemoeilijkt. Ook moet het gebruik van pijnstillende medicijnen worden beperkt zolang de vrouw borstvoeding geeft.
Niet vergeten mag worden dat een vrouw met veel bekkenklachten na de bevalling behoefte heeft om iets leuks met haar kind te doen. Het kind verschonen en wassen lukt soms niet. Wandelen achter de kinderwagen gaat niet. Soms is het geven van borstvoeding het enige dat overblijft. Er moet in zo'n situatie wel veel tegenover staan om de vrouw te adviseren daarmee te stoppen.

De pil

Uit wetenschappelijk onderzoek in Hongarije en Scandinavië is gebleken dat het gebruik van de pil geen verband houdt met het krijgen van bekkenklachten. Ook uit eigen onderzoek is naar voren gekomen dat er weinig aan de bekkenklachten verandert als vrouwen met de pil beginnen. Ongeveer 90% van de vrouwen merkt geen verschil. Bij 5% gaat het slechter en bij 5% gaat het beter met de bekkenklachten. Het is natuurlijk de vraag of bij die laatste 10% de pil de oorzaak is van de veranderingen in de klachten, of dat het op toeval berust. Ik ken een aantal vrouwen die verslechterden op het moment dat ze weer met de pil begonnen en daarom weer stopten. Bij geen van allen verminderden de klachten na het stoppen.

Soms wordt de pil gebruikt om te proberen de toename van klachten rond de menstruatie te bestrijden. Toename van pijn rond de menstruatie komt voor bij ongeveer 80-90% van de patiënten met bekkeninstabiliteit. Het is niet duidelijk waardoor deze klachtentoename wordt veroorzaakt. Meestal begint de toename een paar dagen voor de menstruatie. Sommige patiënten hebben er zo veel last van dat ze een week bijna niet kunnen lopen. Als patiënten met deze klachten de pil gaan gebruiken, verandert er in de meeste gevallen niet veel. Opvallend is dat pilgebruiksters vaak merken dat de pijn al ruim voor de stopweek begint toe te nemen. In die situatie heeft het natuurlijk geen zin om een tweede verpakking er direct achteraan te slikken. Een enkele keer voelen patiënten zich wel veel beter als ze de menstruatie onderdrukken door de pil zonder onderbreking maandenlang elke dag te nemen.

Er zijn spiraaltjes die kleine hoeveelheden progesteron afgeven; ook bestaan er implantatietabletten met dit hormoon. De invloed daarvan op bekkenklachten is nog niet bekend.

Samengevat hebben hormonen tijdens de zwangerschap waarschijnlijk wel invloed op de stabiliteit van de bekkengewrichten, maar buiten de zwangerschap waarschijnlijk niet.

SEKSUEEL MISBRUIK IN HET VERLEDEN

Door psychologen en artsen wordt wel eens gesuggereerd dat vrouwen tijdens en na een zwangerschap misschien klagen over hun bekken omdat ze vroeger een nare seksuele ervaring hebben gehad. Er is ooit een groot onderzoek gedaan onder patiënten die in het Spine & Joint Centre voor advies kwamen in verband met bekkenklachten door zwangerschap. Van de 413 patiënten waren er 36 (8,7%) die aangaven te maken hebben gehad met seksueel misbruik of incest. Dat percentage is iets lager dan gevonden wordt bij een willekeurige groep zwangeren (11,2%) bij de vroedvrouw.

Het is dus onwaarschijnlijk dat ernstige, langdurige bekkeninstabiliteit veroorzaakt wordt door negatieve seksuele ervaringen. Dat neemt niet weg dat in individuele gevallen een vervelende ervaring uit het verleden een negatieve invloed kan hebben op het verloop en de beleving van bekkeninstabiliteit.

TE HOLLE RUG

In veel leerboeken en publicaties wordt vermeld dat zwangere vrouwen rugpijn krijgen doordat de rug holler wordt. Dat lijkt inderdaad zo. De dikke buik wekt ontegenzeglijk de indruk dat de rug holler wordt, maar bij meting blijkt keer op keer dat het niet waar is. Een mooi voorbeeld van gezichtsbedrog (figuur 4.2).
Er zijn onderzoekers die zelfs aannemelijk maken dat de rug minder hol is tijdens de zwangerschap. De Rotterdamse onderzoeker Chris Snijders publiceerde al in 1976 een artikel waarin hij beschreef dat een zwangere soms meer dan 5 mm langer werd tijdens de zwangerschap. Van hem is de uitdrukking 'hoe zwanger hoe langer'. Hij veronderstelde dat het langer worden het gevolg was van het rechter worden van de wervelkolom. Het 'holler' worden van de rug is dus waarschijnlijk niet de oorzaak van rug- en bekkenklachten tijdens de zwangerschap.

ZWAKTE VAN BILSPIEREN EN SCHUINE RUG- EN BUIKSPIEREN

Al in de jaren negentig van de vorige eeuw heb ik zelf een onderzoek gedaan naar het effect van training van de bilspieren, de schuine buikspieren en de schuine rugspieren. De keuze van de spiergroepen was gebaseerd op anatomisch onderzoek en biomechanische theorieën. In de dagelijkse praktijk werden dergelijke oefeningen gedaan, en ze waren vaak succesvol. Toen we het gingen onderzoeken, bleek dat de oefeningen averechts werkten. Veel patiënten knapten op als ze de oefeningen deden, maar de patiënten die niet oefenden, herstelden nog sneller. Aan de ene kant ben je dan teleurgesteld, aan de andere kant dwingt zo'n resultaat tot nadenken en bijstellen van je ideeën en behandeladviezen. De theorie heeft ertoe geleid dat alle heupspieren en alle lange rompspieren niet meer op kracht worden getraind bij bekkeninstabiliteit. Uiteindelijk zijn we er dus veel mee opgeschoten.

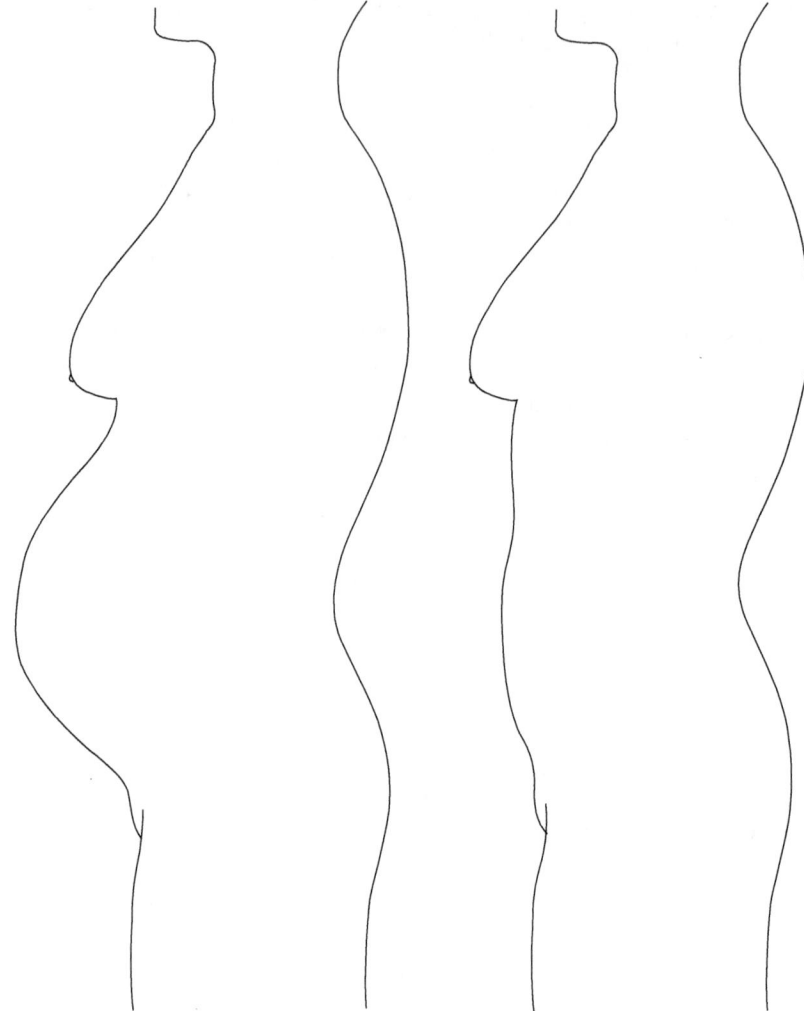

Figuur 4.2 Links: schijnbare toename van de holling onder in de rug door zwangerschap; ter vergelijking rechts: een tekening van een niet-zwangere met precies dezelfde vorm van de rug.

5 Hoe vaak komt het voor?

Inleiding
In dit hoofdstuk wordt besproken hoe vaak bekkeninstabiliteit tijdens een zwangerschap voorkomt. Bovendien wordt gekeken of de ene vrouw meer kans heeft op klachten dan de andere.

Geschiedenis
Bekkeninstabiliteit door zwangerschap is waarschijnlijk zo oud als de mensheid. Hippocrates schreef 2500 jaar geleden al hoe het bekken door de eerste zwangerschap blijvend wordt veranderd. Hij had het over een verbreding van de symfyse en een vergroting van de beweeglijkheid van de bekkengewrichten.

De eerste vermelding in de Nederlandse taal dateert uit 1673. Cornelis Solingen beschreef toen in zijn boek Embryulcia Vera het 'zeldzame beeld van de symphysiolyse'. Veelzeggend was het commentaar van zijn moeder: 'Dat ghy schrijft van 't Schaem en Ysbeen, heb ik selver bevonden, doen ick van onse François verlost zijnde, na de kraem, en ruym een vierendeel jaers continueel niet als buckende gaan konde, en dat nog met applicatie van mijn Hand op 't Schaembeen; onder welck mijn Lendenen benedenwaerts na 't Staertbeen toe soo pijnlijck kraeckten, dat somtijds de gang staken moeste.'

Vrij vertaald in modern Nederlands staat hier: 'Wat je schrijft over het bekken heb ik zelf ook ondervonden. Toen ik van onze François bevallen was heb ik ruim drie maanden alleen maar kunnen lopen als ik voorover liep met mijn hand op mijn schaambeen. Ik voelde tijdens het lopen steeds een pijnlijk gekraak onder in mijn rug, dat naar de stuit trok. Soms was de pijn zo erg dat ik geen stap meer kon verzetten.'

Dit verhaal illustreert heel markant dat meer (zwangere en kraam)-vrouwen last hebben van bekkeninstabiliteit dan vaak vermoed wordt.

Nota bene zijn eigen moeder had er last van gehad en Cornelis Solingen kwam daar pas achter toen zijn moeder hoorde waarover hij een boek aan het schrijven was!

In 1839 beschrijft de Zweedse gynaecoloog Cederschjöld bekkeninstabiliteit bij zwangeren en kraamvrouwen. Een van de kenmerken die hem het meeste opvielen was de moeite die patiënten hadden bij het bewegen van de benen. Hij beschreef ook hoe het mogelijk was de situatie onmiddellijk te verbeteren door met zijn handen de heupen stevig tegen elkaar te drukken. Bij de diagnostiek kom ik uitvoerig terug op dit fenomeen.

Wetenschappelijk onderzoek

Tussen 1952 en 2002 zijn in de belangrijkste medische tijdschriften 28 onderzoeken beschreven naar de frequentie van bekkeninstabiliteit. In de meeste studies hebben de onderzoekers het gewoon over rugpijn; soms over rug- en bekkenpijn.

Samengevat komen de onderzoekers tot de volgende conclusies:
- een klein deel (15%) van de zwangeren heeft nergens last van;
- een zeer klein percentage (10%) heeft al pijn voor de zwangerschap, houdt pijn tijdens de zwangerschap en heeft drie weken na de bevalling nog steeds pijn;
- een kwart van de zwangeren krijgt tijdens de zwangerschap pijn onder in de rug of het bekken en is daarvan voor de bevalling al hersteld;
- een kwart van de zwangeren krijgt tijdens de zwangerschap pijn onder in de rug of het bekken en is daarvan binnen drie weken na de bevalling hersteld;
- een kwart van de zwangeren krijgt tijdens de zwangerschap pijn onder in de rug of het bekken en is drie weken na de bevalling nog niet hersteld.

Er zijn twee kanttekeningen te plaatsen bij deze cijfers. Ten eerste komt rugpijn ook vaak voor bij vrouwen die nooit zwanger zijn geweest. Als je een grote groep niet-zwangere vrouwen vraagt of ze de afgelopen week pijn onder in de rug hebben gehad, blijkt dat het geval bij 15-20%. Als je het drie maanden later weer vraagt, is dat percentage hetzelfde, maar het zijn voor een groot deel andere vrouwen. Iedereen heeft namelijk wel eens een periode met rugpijn, en het gaat in de meeste gevallen snel over. Het komt in de zwangerschap ook voor en het heeft dan niet noodzakelijkerwijs met de zwangerschap te maken. Ten tweede zijn in deze onderzoeken geringe klachten ook meegerekend. Bij maar ongeveer een kwart van alle mensen met klachten gaat het om 'aanzienlijke' pijn.

Als de 28 onderzoeken die hierboven zijn genoemd nader worden geanalyseerd, blijkt dat het percentage zwangeren met rug- en bekkenpijn in vijftig jaar niet is toegenomen. De landen waarin de onderzoeken hebben plaatsgevonden, zijn zeer uiteenlopend van cultuur, klimaat en bevolkingssamenstelling, en toch zijn de getallen in alle landen opvallend gelijk. De Zweedse onderzoeker Björklund deed eens een onderzoek naar de samenhang tussen welvaart en bekkeninstabiliteit. Hij vergeleek twee Afrikaanse en twee Scandinavische zwangerschapsklinieken. In beide landen was er een kliniek in een stad en een op het platteland. Er waren grote verschillen in leefpatroon, inkomen en gebruik van de anticonceptiepil tussen de patiënten van de vier ziekenhuizen. Toch werden geen grote verschillen gevonden met betrekking tot het aantal vrouwen met bekkeninstabiliteit.

Wie lopen vooral risico?

Het is de vraag of elke zwangere evenveel kans heeft om tijdens een zwangerschap bekkeninstabiliteit te krijgen. Er is veel onderzoek naar gedaan, maar daar komt niet veel uit. Er is in ieder geval nauwelijks enig verband met leeftijd, lengte en gewicht van de vrouw, roken, pilgebruik en het gewicht van het kind.

Er zijn twee duidelijke risicofactoren. Ten eerste is de kans om bekkeninstabiliteit te krijgen tijdens de zwangerschap groter dan gemiddeld bij vrouwen die zware lichamelijke arbeid verrichten, en ten tweede bij vrouwen die in het verleden ook al rugklachten hadden. Het risico is vooral hoog als vrouwen tijdens een eerdere zwangerschap last hebben gehad: ongeveer 50% van de vrouwen die ooit ernstige klachten hadden, hebben in een volgende zwangerschap weer last. Vrouwen die alleen pijn rond het schaambeen hadden tijdens een eerdere zwangerschap, lopen nauwelijks een verhoogd risico (zie ook hoofdstuk 3).

Hoe lang blijft bekkeninstabiliteit na de bevalling?

Onder 'Wetenschappelijk onderzoek' is zojuist al opgemerkt dat de klachten na de bevalling bij een groot aantal vrouwen snel verdwijnen. Tien procent heeft al pijn voor de zwangerschap, houdt pijn tijdens de zwangerschap en is drie weken na de bevalling nog niet hersteld. Van de vrouwen die tijdens de zwangerschap klachten krijgen is 25% drie weken na de bevalling nog niet hersteld. Dus 35% van de vrouwen heeft drie weken na de bevalling rug- en bekkenpijn. Ook nu moeten we weer bedenken dat 15-20% van de niet-zwangeren ook rugpijn heeft. Er is tijdens het eerste halfjaar na de bevalling een gestage daling. Toch is zelfs drie jaar na de zwangerschap het aantal vrouwen met rug- en bekkenpijn 2-3% hoger dan van vrouwen die nooit zwanger waren.

De kans op een voorspoedig herstel hangt sterk samen met de ernst van de klachten (hoe meer klachten hoe langer het duurt) en met het type instabiliteit (zie ook hoofdstuk 3).

Het bijzondere van de Nederlandse situatie

Er zijn mensen die beweren dat bekkeninstabiliteit vóór 1990 in Nederland niet voorkwam. Op afkeurende toon spreken zij van 'een modeziekte'. Het is natuurlijk absurd om de spot met iets te drijven omdat het er vroeger niet was of niet herkend werd. Of nog erger: om een collega een kwakzalver te noemen omdat hij een idee serieus onderzoekt.

In Limburg is van 2001 tot 2003 een onderzoek gedaan onder 7526 zwangeren. Het percentage vrouwen met klachten in dat onderzoek was opvallend hoog (84%) vergeleken met buitenlandse onderzoeken. Voor een deel is het hoge percentage te verklaren doordat bij dit onderzoek ook patiënten werden meegeteld met pijn uitsluitend rond de symfyse, en omdat geringe en kortdurende klachten ook zijn meegeteld. Het is daardoor moeilijk de vraag te beantwoorden of de huidige Nederlandse situatie uitzonderlijk is.

Het valt niet te ontkennen dat de term 'bekkeninstabiliteit' vóór 1990 in Nederland niet voorkwam, en dat het begrip in vele buitenlanden ook nu nog niet bestaat. In de twaalfde druk van de *Grote van Dale* van 1992 ontbreekt het woord, maar in de dertiende druk, van 1999, staat het er keurig in. Er zijn twee mogelijkheden: de huidige Nederlandse situatie is sinds het begin van de jaren negentig van de vorige eeuw inderdaad uitzonderlijk, of het lijkt alleen maar zo.

IS DE NEDERLANDSE SITUATIE ECHT UITZONDERLIJK?

Als het echt zo is dat het aantal patiënten met instabiele bekkens in Nederland de laatste decennia is gegroeid, kunnen we ons afvragen wat daarvan de oorzaak is. Er zijn een paar theorieën.

Nederlandse moeders zijn te oud

Een van de theorieën is dat bekkenklachten in Nederland vaker voorkomen dan gemiddeld omdat de Nederlandse vrouwen te oud zijn als ze aan kinderen beginnen. De gemiddelde leeftijd waarop vrouwen in Nederland voor het eerst bevallen is op dit moment ongeveer 30 jaar. Dat is veel ouder dan twee, drie decennia geleden (figuur 5.1), en het is, samen met een paar andere landen, het hoogste gemiddelde ter wereld. Zolang er mensen op aarde zijn is er nooit een volk geweest waar de vrouwen op zo'n late leeftijd zwanger werden.

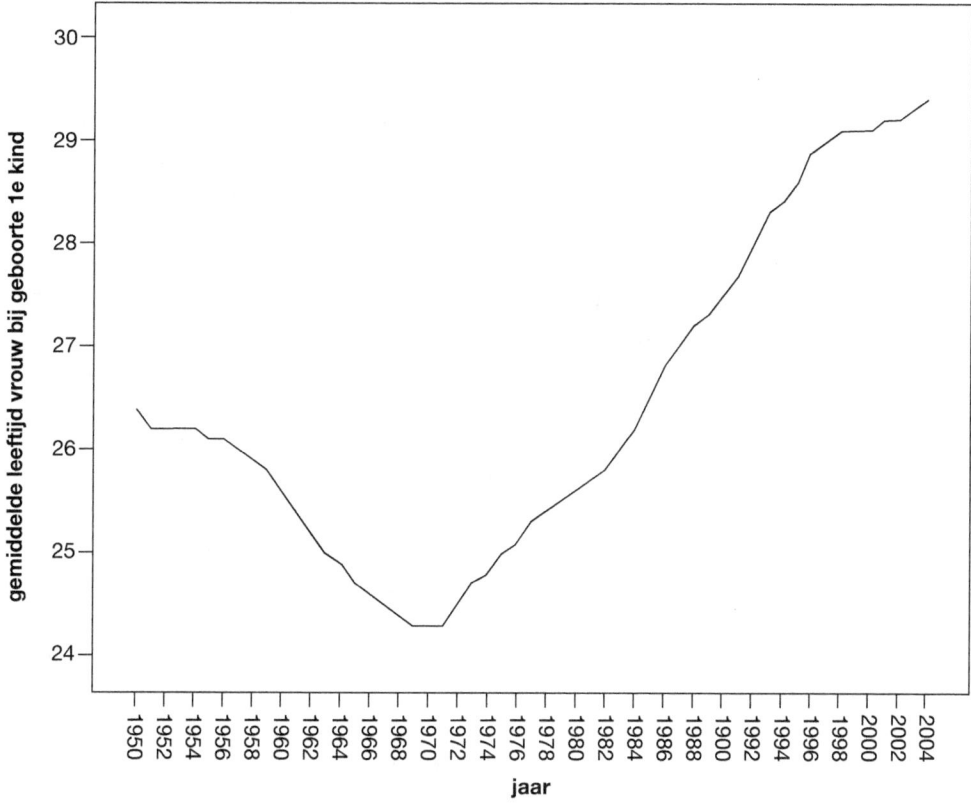

Figuur 5.1 *Gemiddelde leeftijd van de vrouw in Nederland bij de geboorte van het eerste kind in de periode van 1950 (26,4 jaar) tot en met 2004 (29,4 jaar). In de jaren 1969-1971 was de leeftijd 24,3 jaar.*

Interessant is de parallel tussen de theorie bij de mens, en de kennis over de cavia. Meestal worden per worp twee tot vier jongen geboren; in uitzonderingsgevallen zijn het er meer, soms zijn het er wel 10. Bij cavia's kunnen zich bij de bevalling problemen voordoen als bij de eerste worp één groot jong geboren wordt. De moeder moet in dat geval geholpen worden door met een nagel achter de voortanden van het jong te haken, zodat het diertje naar buiten kan worden getrokken. Bij de tweede worp gaat het allemaal veel vlotter. Cavia's zijn bij 6 maanden geslachtsrijp. Als het vrouwtje pas op de leeftijd van 10 maanden voor het eerst zwanger wordt, ontstaan grote problemen bij de baring. Het bekken is dan eigenlijk al te oud en te stijf; het hormoon relaxine (zie hoofdstuk 4) heeft dan te weinig invloed op het bekken. Als een cavia vóór die 10 maanden één keer zwanger is geweest, speelt de leeftijd geen rol, maar een eerste zwangerschap op 'hoge' leeftijd en de pech dat er één groot jong geboren moet worden, overleeft de cavia niet. Een keizersnede zou nodig zijn om haar het leven te redden.

Ik sprak eens een huisarts die als kind een cavia had. Hij had de cavia Flip genoemd, omdat hij dacht dat het een mannetje was. Toen Flip drie jaar oud was kreeg hij bezoek van de cavia van de buren. Al snel werd duidelijk dat de cavia van de buren Flip erg aantrekkelijk vond. Flip was kennelijk een vrouwtje en werd op haar 'oude dag' zwanger. Toen het dier hoogzwanger was ging het dood. Tweeëntwintig jaar later kon ik die huisarts uitleggen wat Flip was overkomen.

Bij de geboorte van een mensenbaby van, naar schatting, 2500 gram of meer, moet het bekken tijdens de bevalling ook wat worden opgerekt. De veronderstelling is, dat het bekken van een jonge volwassen vrouw (rond de 20 jaar) dat gemakkelijker kan dan dat van een vrouw die aanmerkelijk ouder is.

Wat niet klopt met deze theorie, is dat de gemiddelde leeftijd van vrouwen met en zonder klachten tijdens de zwangerschap ongeveer hetzelfde is.

Wat wél klopt met de theorie is dat minder vaak de hulp van een tang of vacuümpomp nodig is bij de eerste bevalling als vrouwen jonger zijn dan 20 jaar (figuur 5.2). Dat percentage is ongeveer 10. Bij vrouwen boven 20 jaar stijgt het percentage met de leeftijd. Bij 35-jarigen is het 25% en boven 40 jaar is het bij de geboorte van het eerste kind zelfs bijna 30%. Bij keizersneden wordt dezelfde trend gevonden. Beneden 20 jaar 7%, rond 35 jaar 15% en boven 40 jaar is het 30%. Bij de geboorte van de volgende kinderen is er totaal geen verband tussen leeftijd en gebruik van tang, vacuümpomp of keizersnede.

'Te zuinig' met de keizersnede

Een van de theorieën is dat bekkenklachten in Nederland vaker voorkomen dan gemiddeld omdat we in Nederland 'te zuinig' zijn met keizersneden. In 1993 was het aantal vrouwen dat via een keizersnede beviel 8,1%. Het percentage stijgt de laatste jaren geleidelijk. In 2004 was het percentage 13,8. In België was in 1996 het percentage 13 en was het in 2003 gestegen tot 17%. In de Verenigde Staten was het percentage in 1996 al 21% en in 2003 gestegen naar 26,7%. Zie ook tabel 5.1.

Wat niet klopt met deze theorie is dat bekkeninstabiliteit bij de meeste

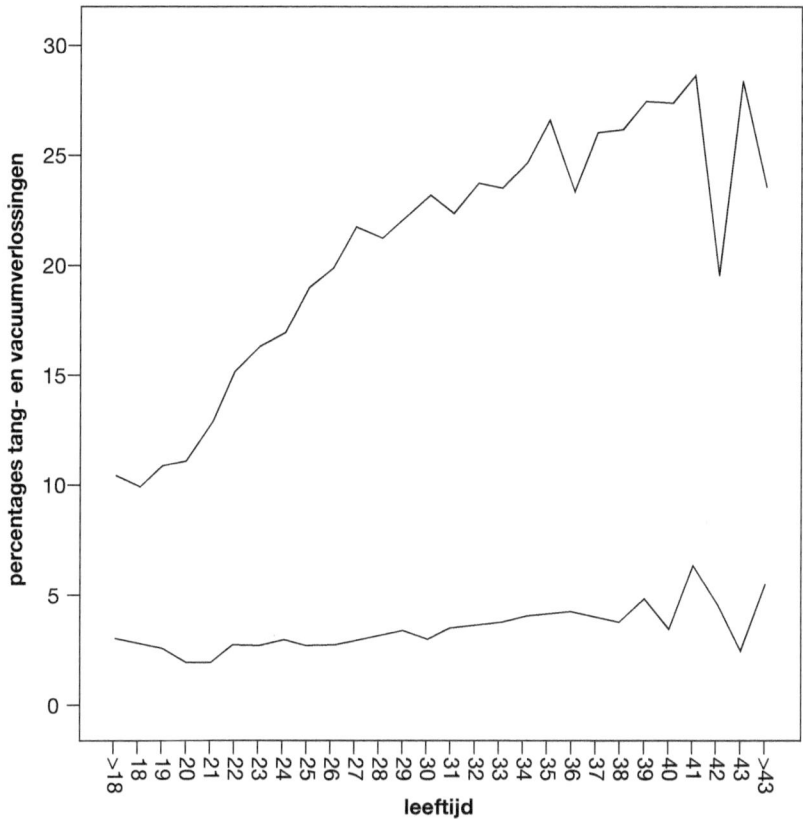

Figuur 5.2 Percentages tang- en vacuümverlossingen bij eerste bevallingen (bovenste lijn) en latere bevallingen (onderste lijn) in Nederland in 2003 naar leeftijd van de vrouw.

vrouwen ontstaat tijdens de zwangerschap en niet tijdens de bevalling. Wat er wel mee klopt, is dat het ontstaan van klachten tijdens de bevalling vrijwel niet voorkomt als het kind door middel van een keizersnede is geboren.

Ongunstige sociale omstandigheden
De wijze waarop de kraamperiode in Nederland wordt doorgebracht is in de jaren zeventig van de vorige eeuw compleet veranderd. In de jaren vijftig hielden de jonge moeders tien dagen volledige rust, kregen in die tijd veertig uur per week gezinshulp, droegen een sluitlaken en daarna vaak een korset. Binnen één generatie is dat allemaal afgeschaft. De vrouw van nu probeert net te doen of er niets aan de hand

Tabel 5.1 Percentage keizersneden in Europa en de Verenigde Staten rond het jaar 2000.	
Nederland	11,7
Denemarken	16,0
Zweden	15,4
Finland	16,0
België	17,0
Frankrijk	17,5
Oostenrijk	18,9
Luxemburg	20,3
Ierland	20,4
Duitsland	20,9
Engeland	21,5
Schotland	21,9
Noord-Ierland	23,7
Wales	23,8
Verenigde Staten	22,9
Portugal	30,0
Italië	30,8
Griekenland	30,5

is. Ze is binnen een week weer op de been en loopt, als het een beetje meezit, met de kinderwagen over de markt.

Net na de Tweede Wereldoorlog was het nog altijd gewoonte dat getrouwde vrouwen kinderen kregen en voor het huishouden zorgden en dat mannen buitenshuis gingen werken. Om bekkeninstabiliteit te voorkómen was dat waarschijnlijk een goede combinatie. Geleidelijk zijn meer vrouwen buitenshuis gaan werken. Ook door de overheid is dat gestimuleerd. Het was goed voor de 'wederopbouw' van Nederland. Maar het is in die constructie niet duidelijk wie voor de kinderen moet zorgen. Noch de man noch de vrouw heeft er voldoende tijd voor. Kinderopvang is niet beschikbaar, of is zo duur dat je eigenlijk net zo goed je baan kunt opzeggen. Daar komt nog bij dat de zorg voor kinderen tegenwoordig veel intensiever is dan vroeger. Waar kunnen kleine kinderen nog zonder toezicht buiten spelen of zelfstandig naar school gaan?

Sommige vrouwen kiezen voor hun carrière en krijgen uiteindelijk geen kinderen. Een deel van de vrouwen kan het zich financieel veroorloven en stopt met werken, al doet het pijn in het geëmancipeerde hart. Sommige vrouwen maken een bijna onuitvoerbare spagaat. Ze combineren werken en kinderen krijgen. Natuurlijk gaat dat vaak goed. Maar het is een spannende periode. Als er maar iets misgaat, wordt het evenwicht verstoord: een ziek kind, onvoldoende mogelijkheden voor kinderopvang, een tweeling, ziekte of afwezigheid van de partner, noem maar op. Het zou mij niet verbazen als deze omstandigheden bij een groot deel van de vrouwen de voedingsbodem zijn voor vertraagd herstel van bekkeninstabiliteit. En als de bekkeninstabiliteit op zichzelf de patiënt gaat uitputten, is het proces bijna niet meer te stoppen.

Op deze plaats wil ik graag even kwijt dat het naar mijn mening in Nederland wel erg slecht geregeld is voor werkende jonge moeders. Het best is het geregeld in Zweden. Daar krijgen vrouwen (of hun mannen) 78 weken verlof met 80% van het salaris en 18 weken tegen 90 Zweedse kronen per dag. Bij ziekte van een kind mag een van de ouders nog eens 60 dagen per jaar opnemen (met 80% van het salaris). Er zijn voldoende en betaalbare crèches. Alle werkende of studerende ouders hebben recht op een plaats in de publieke kinderopvang voor alle kinderen van 1-12 jaar (de overheid betaalt 80-90% van de kosten). Het Zweedse systeem is voor het kind beter, ook voor de ouders en uiteindelijk voor de hele maatschappij.

In tabel 5.2 wordt per land het aantal weken verlof in verband met zwangerschap vermeld. Het uitkeringspercentage is per land sterk verschillend. In de Verenigde Staten is het vrijwel niets en in de meeste West-Europese en Scandinavische landen 70-100%.

Er ís een duidelijk verband tussen het ontstaan van bekkenklachten tijdens de zwangerschap en zwaar werk. Het zou interessant zijn te onderzoeken of het herstel na de bevalling in Scandinavische landen voorspoediger verloopt dan in Nederland. Er zijn artsen die beweren dat zwangeren tegenwoordig vaker klagen over hun bekken, niet omdat hun bekken instabieler is, maar omdat ze te veel hooi op hun vork nemen. Degenen die dat zeggen bedoelen meestal dat ze vinden dat de vrouwen eigenlijk niets mankeren. Mijn mening lijkt op het eerste gezicht precies hetzelfde, maar is totaal anders. Ik zou zeggen: zwangeren hebben misschien vaker dan vroeger klachten over hun bekken, omdat hun bekken instabieler is. Het bekken is instabiel omdat de jonge moeders vaak zo'n zware taak hebben te vervullen. Met andere woorden: de ongunstige sociale omstandigheden hebben een negatieve invloed op de coördinatie en het uithoudingsvermogen van de spieren en het gevolg is dat het bekken instabiel is. Daarbij

Tabel 5.2 Aantal weken zwangerschapsverlof in diverse landen.

land	aantal weken verlof
Zweden	96
Noorwegen	53
Australië	52
Nieuw-Zeeland	52
Denemarken	50
Canada	50
Finland	44
Italië	47
Tsjechië	28
Groot-Brittannië	26
Hongarije	24
Ierland	22
Rusland	20
Polen	16
Spanje	16
Frankrijk	16
Nederland	16
België	15
Duitsland	14
Verenigde Staten	12
Hongkong	10
Taiwan	8
Singapore	8

komt dat de patiënt er vaak niets aan kan doen dat de sociale situatie zo ongunstig is.

LIJKT DE NEDERLANDSE SITUATIE ALLEEN MAAR UITZONDERLIJK?
Misschien is de Nederlandse situatie toch niet zo bijzonder. In de eerste plaats is in Nederland misschien alleen maar een nieuwe naam ingeburgerd voor klachten die vroeger anders werden omschreven. Wat nu bekkeninstabiliteit heet, werd vroeger betiteld als 'bandenpijn', 'zwangerschapsischias', of 'aspecifieke lagerugpijn'. In 1991 zag

ik eens een patiënte bij wie ik de diagnose 'bekkeninstabiliteit' stelde. Tot mijn verbazing vertelde ze dat ze twee jaar tevoren ook al eens door mij was onderzocht voor dezelfde klachten en dat ik er toen een ander etiket op had geplakt. Ik kon het bijna niet geloven, maar bij het terugbladeren in de status kwam ik mijn eigen handschrift tegen: 'diagnose: pijnlijk sacro-iliacaal gewricht, oorzaak onbekend'.
De tweede reden is, dat hulpverleners en patiënten sinds 1992 meer attent zijn op bekkeninstabiliteit. Het is bijna niet te geloven, maar als je iets niet kent, zie je het bijna niet. Let maar eens op hoeveel mensen een tenniselleboog of een zere schouder blijken te hebben als je er zélf last van hebt.

> Een vriend van mij is huisarts in Drenthe. Toen ik hem in 1992 vertelde dat ik een proefschrift ging schrijven over bekkeninstabiliteit, begreep hij niet waar ik het over had. Hij begeleidde veertig bevallingen per jaar en had het nog nooit gezien. Maar toen ik hem een paar maanden later opnieuw sprak, had hij de aandoening al bij drie patiënten herkend! Eén had hij een bekkenband geadviseerd, en één had hij naar een fysiotherapeut verwezen.

Waarschijnlijk zijn ook de patiënten met klachten sinds 1992 meer aan de bel gaan trekken. Ze weten immers dat er soms wat aan te doen is. Vroeger wist een zwangere dat ze steevast te horen zou krijgen dat 'het erbij hoorde'. Zij hield dus haar mond wel.
De derde reden gaat mij aan het hart. Als ik er nu op terugkijk, moet ik tot mijn spijt erkennen dat mede door ons toedoen (ons wetenschappers die zich met bekkeninstabiliteit bezighielden) een maatschappelijke onrust is ontstaan die niet wenselijk was, en die we ook niet meer in de hand hadden. Toen wij in 1992 in Rotterdam begonnen met onderzoek naar de oorzaak en de behandeling van bekkeninstabiliteit bij zwangeren, ontstond al snel maatschappelijke onrust, die gepaard ging met veel aandacht van de media; zowel wetenschappelijk als populair. Iedereen had plotseling een mening over ons onderzoek en over bekkeninstabiliteit. Zonder dat we het in de gaten hadden, ontstonden er duidelijk twee kampen: de patiënten met een gevoel van 'eindelijk erkenning' tegenover de artsen met uitdrukkingen als 'een nieuwe modeziekte'. In de spreekkamer van vele gynaecologen en verloskundigen werd de discussie met de patiënt uitgevochten. Patiënten en artsen werden gek van elkaar. Judith Kouwenhoven be-

schrijft zeer indringend haar eigen ervaringen. De paniek van de zwangere die het beste wil voor zichzelf en haar kind, terwijl de tijd dringt, is om tranen van in de ogen te krijgen. Tussen de regels is goed te lezen hoe de situatie verslechtert naarmate zich meer hulpverleners met de situatie bezighouden. Zonder dat de schrijfster het op dat moment beseft. Het gaat pas beter met haar zodra de hulpverlening zich beperkt tot één (deskundige) arts en één (deskundige) fysiotherapeut. Het boek speelt in 1994 in Nederland. Twee jaar eerder of later, of in een ander land, had niet gekund. Zij is duidelijk kind van de rekening geweest. Het is niet moeilijk te begrijpen dat door tegenstrijdige en ongenuanceerde uitlatingen de problemen voor veel vrouwen veel groter werden dan noodzakelijk. Niet de instabiliteit van de bekkens van zwangere vrouwen was sinds 1992 toegenomen, maar wel het aantal problemen dat eruit voortvloeide. Als ik toen de visie had gehad die ik nu heb, had ik waarschijnlijk meer aan deze ongewenste maatschappelijke ontwikkeling gedaan. Het moge een les zijn voor eenieder die dit leest.

De aandacht in de media was een belangrijke motor achter de maatschappelijke onrust. Vanaf 1992 tot en met 1995 hebben, zonder uitzondering, alle Nederlandse dag- en weekbladen op een of andere manier aandacht besteed aan het fenomeen bekkeninstabiliteit. Van streekbladen tot landelijke dagbladen, van ingezonden brieven tot paginagrote artikelen. Aan de ene kant was iedereen blij met aandacht voor dit onderwerp, aan de andere kant werd in de berichtgeving sterk de nadruk gelegd op risico's voor blijvende invaliditeit en werd erop gehamerd dat de dokter of verloskundige er waarschijnlijk geen verstand van had (figuur 5.3). Dramatisch dieptepunt was de tv-uitzending van Catherine Keyl op 5 december 1995. Uitsluitend patiënten met een negatief verhaal mochten hun zegje doen. Zonder krukken kwam je niet aan het woord. Zat je in een rolstoel dan had je voorrang, en als je een mislukte operatie achter de rug had, was je de ster van het bal. De aanwezige deskundigen probeerden te redden wat te redden viel, maar tegen een sterke tv-regie die op kijkcijfers uit is, kun je als onvoorbereide wetenschapper niet op. Veel zwangeren die naar deze uitzending hebben gekeken voelden de grond onder hun voeten wegzakken.

Gelukkig is het tij inmiddels gekeerd. De maatschappelijke onrust was een van de drijfveren voor het oprichten van een kenniscentrum voor bekkeninstabiliteit: het Spine & Joint Centre in Rotterdam. Op 1 januari 1996 werd dit (revalidatie)centrum geopend. Vanaf de eerste dag werd het overspoeld met patiënten die vrijwel allen dezelfde vragen hadden. Opvallend is dat vanaf die tijd de berichtgeving in de media

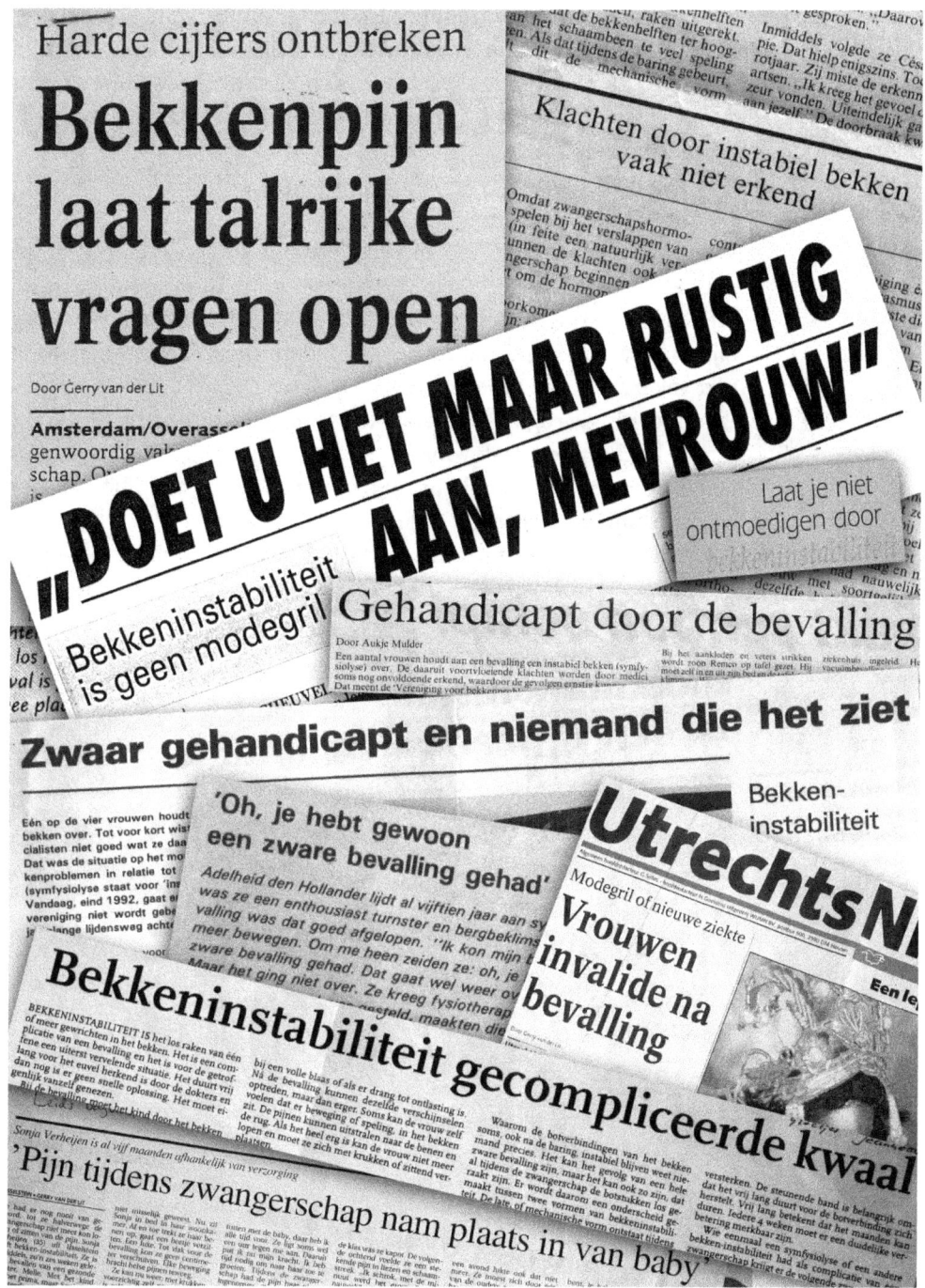

Figuur 5.3 Krantenknipsels uit de periode 1992-1995.

veel luchtiger is van toon (figuur 5.4), met af en toe zelfs een lichte euforie. De keerzijde van deze euforie is dat behandelaars met beloften kwamen die ze niet konden waarmaken, met alle teleurstellingen van dien. Wees gewaarschuwd voor de therapeut die zegt dat hij iedereen beter kan maken!

Samengevat

- Vrijwel alle zwangeren hebben wel eens pijn onder in de rug of in het bekken.
- Bij een kwart van de patiënten zijn de klachten 'aanzienlijk'.
- Pijn onder in de rug en in het bekken tijdens de zwangerschap komt niet vaker voor dan vroeger.
- Pijn onder in de rug en in het bekken tijdens de zwangerschap komt in alle landen even vaak voor.
- Het is de vraag of hardnekkige pijn onder in de rug en in het bekken na de zwangerschap vaker voorkomt dan vroeger.
- Voorspoedig herstel na de bevalling kan worden gehinderd door ongunstige psychosociale omstandigheden.

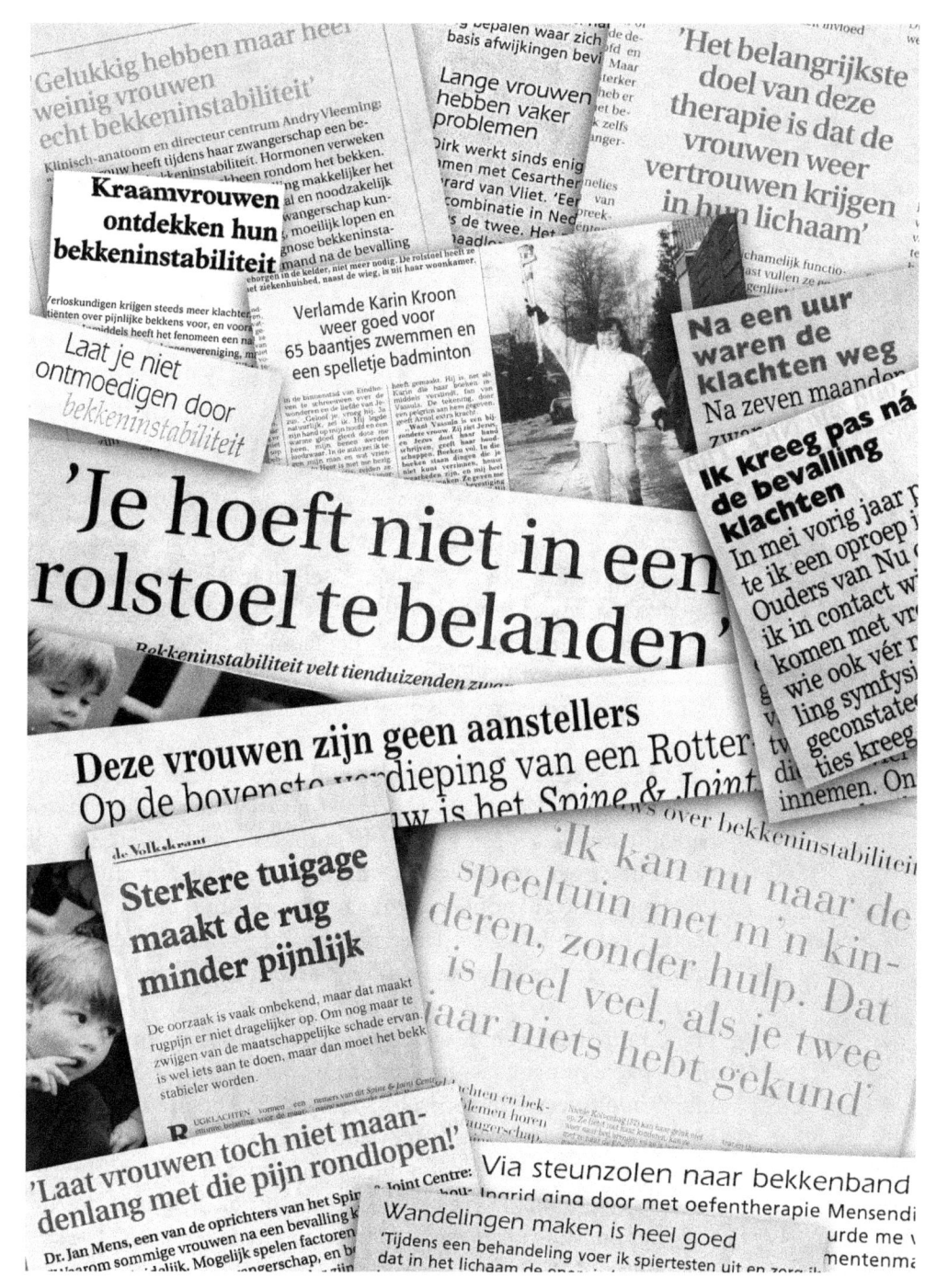

Figuur 5.4 Krantenknipsels uit de periode 1996-1999.

De klachten

Inleiding

De symptomen van bekkeninstabiliteit bestaan uit pijn, onmachtsgevoelens, waggelen, tintelingen en de gevolgen daarvan op het uitvoeren van allerlei dagelijkse activiteiten. Er zijn klachten die vaak voorkomen bij patiënten met bekkeninstabiliteit maar er niet rechtstreeks het gevolg van zijn (zie hoofdstuk 18).

Pijn

De patiënt met bekkeninstabiliteit heeft in ieder geval pijn rond één van de drie gewrichten van de bekkenring: rond de symfyse, of rond het linker of rechter SI-gewricht. Een combinatie van twee of alle drie gewrichten is gebruikelijker. Het komt nogal eens voor dat de pijn de ene dag meer rond het ene gewricht zit en de andere dag meer rond het andere.

Pijn van het SI-gewricht zit onder in de rug; niet precies in de middenlijn, maar net ernaast. Als beide SI-gewrichten pijnlijk zijn, voelt de patiënt dat vaak als één groot gebied rond de middenlijn. De pijn vanuit de SI-gewrichten kan uitstralen naar de zijkant van het bekken ('de heup'), de zitknobbel, de zijkant van de stuit, de lies en de achterzijde van het been. Hoe erger de pijn is, hoe verder de uitstraling. In zeldzame gevallen voelt de patiënt de pijn ook in de onderbuik.

Pijn door irritatie van de symfyse zit meestal precies midden voor in het bekken, of net naast het midden op het schaambeen. Meestal is de pijn min of meer symmetrisch. Soms wordt de pijn slechts aan één kant gevoeld. Uitstraling kan er zijn naar de binnenzijde van het bovenbeen, de bekkenbodem (het gebied tussen het schaambeen en de anus), de onderbuik en de lies. In figuur 6.1 is te zien hoe de pijn over het onderlichaam verdeeld was bij 396 patiënten met bekkengordelpijn.

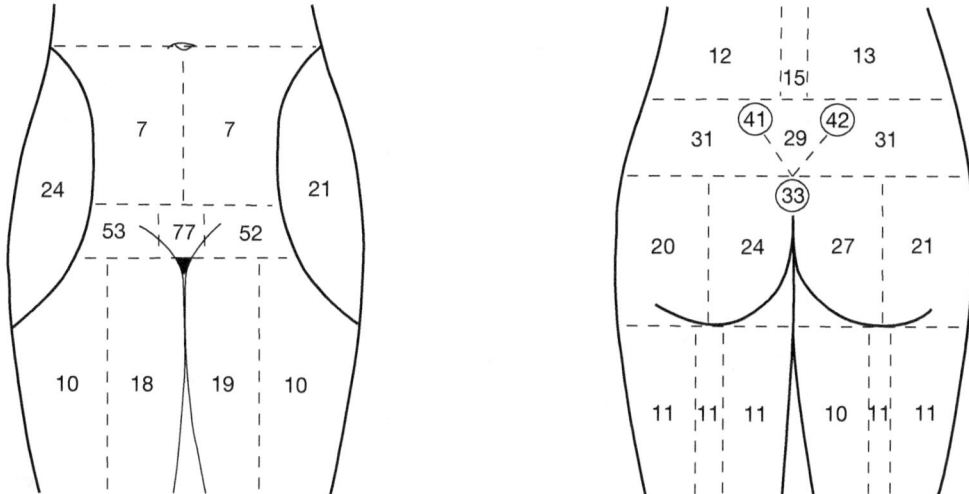

Figuur 6.1 Plaats van de pijn bij 396 patiënten met bekkenpijn.

Gevoelens van onmacht

De patiënt met bekkeninstabiliteit klaagt vaak over een moeilijk te omschrijven gevoel van onmacht. Tijdens het lopen kan het gebeuren dat plotseling het been niet meer goed naar voren kan worden bewogen. De Zweedse onderzoeker Bengt Sturesson beschreef dit als 'catching of the leg'. Hij bedoelde daarmee het gevoel dat, tijdens het lopen, iemand plots je been vastpakt, waardoor je het niet meer naar voren kunt brengen. In de studie van Sturesson herkende 27% van de zwangeren met lagerugpijn dit verschijnsel. Het onverwacht door het been zakken en het onvermogen om in rugligging het been op te tillen horen ook thuis in het rijtje van onmachtsgevoelens. Het is nooit onderzocht, maar ik heb sterk de indruk dat vrouwen met bekkeninstabiliteit veel vaker vallen (bijv. van de trap) dan gemiddeld. Opvallend is dat de onmachtsgevoelens niet per se met pijn gepaard hoeven gaan.

Waggelen

Karakteristiek is de waggelgang van de zwangere met bekkeninstabiliteit. Dit verschijnsel wordt veroorzaakt doordat het aanspannen van de spieren rond de heup pijnlijk is. Bij het staan op één been moeten de spieren ervoor zorgen dat de patiënt er niet doorheen zakt. Tijdens het lopen lost de patiënt het probleem op door te gaan waggelen. Als de situatie nog niet zo erg is, merkt de vrouw dat ze alleen waggelt als ze moe is. Als het erg is waggelt ze constant. Bij eenzijdige problemen waggelt ze uitsluitend als ze staat op het been aan de pijnlijke zijde.

Tintelingen/doof gevoel

Patiënten met bekkeninstabiliteit hebben vaak tintelingen en/of een verminderd gevoel aan de voorzijde van het bovenbeen, in de bil of rond het zitvlak. Als het erger wordt breidt de klacht zich uit over het been. Niet zelden heeft de patiënt in het hele been, inclusief de voet en alle tenen, last van tintelingen en een verminderd gevoel bij aanraking.

Beperkingen

Bij het uitvoeren van allerlei dagelijkse activiteiten kan hinder worden ondervonden (tabel 6.1). Het gaat deels om bezigheden waarbij een schokkende beweging wordt gemaakt: zich omdraaien in bed, een misstap maken of op de fiets door een kuiltje rijden.

Bovendien zijn er bezigheden of houdingen die pas problemen geven als de patiënt ze langere tijd volhoudt: staan, lopen, fietsen, zitten en liggen. Kenmerkend is deze volgorde. Lopen kan de patiënt langer zonder aanmerkelijke pijntoename dan staan, liggen langer dan zitten, enzovoort. Fietsen kan meestal ongeveer net zo lang als lopen. Als de patiënt moe is kan de patiënt alles aanmerkelijk minder lang volhouden. Sommige patiënten zeggen: 'Ik kan eigenlijk alles, maar ik houd het niet lang vol.'

Hoesten, niezen en persen geven waarschijnlijk klachten door drukverhoging in de buikholte (zie ook hoofdstuk 10).

Bijkomende klachten

INCONTINENTIE

Ongeveer 50% van de patiënten met langdurige bekkeninstabiliteit heeft last van onwillekeurig urineverlies. Bij vrouwen zonder bekkeninstabiliteit die ooit zwanger waren is dat percentage ongeveer 25. Vrijwel altijd gaat het om urineverlies tijdens schokkende bewegingen (hoesten, lachen, niezen, tillen, hollen, springen, vrijen). Dat wordt stressincontinentie genoemd. Kennelijk staat de incontinentie dus niet los van de bekkeninstabiliteit. Beide zijn vaak het gevolg van verkeerd spiergebruik rond het bekken. En niet zelden wordt de stressincontinentie minder zodra de patiënt heeft geleerd hoe ze met haar spieren het bekken moet stabiliseren.

STUITPIJN

Pijn rond de stuit is zeer hinderlijk. De patiënt weet op een gegeven moment niet meer hoe te zitten. Allerlei hulpmiddelen (zachte kussens of een opgeblazen zitring) worden gebruikt om de pijnlijke plek te ontzien. Een gerichte behandeling is vaak moeilijk.

Tabel 6.1 Percentage patiënten met bekkeninstabiliteit met pijntoename per activiteit.	
activiteit	% patiënten met pijntoename
30 minuten staan	90
een volle boodschappentas dragen	86
30 minuten lopen	81
trappen lopen	79
omdraaien in bed	74
seksuele gemeenschap	68
30 minuten fietsen	63
bukken	62
in en uit bed stappen	62
30 minuten autorijden	52
zwemmen	51
30 minuten zitten	49
reizen met openbaar vervoer	46
persen	32
niezen	28
hoesten	26
30 minuten liggen	8

MENSTRUATIEPIJN

Toename van pijn rond de menstruatie komt voor bij ongeveer 80 à 90% van de patiënten. Meestal begint de pijn enkele dagen voor de menstruatie toe te nemen. Soms gaat het om pijn die niets te maken heeft met bekkeninstabiliteit. Veel patiënten met bekkeninstabiliteit merken echter een toename van de verschijnselen die behoren bij bekkeninstabiliteit: meer pijn rond de bekkengewrichten, minder kracht in de benen, sterkere pijntoename tijdens lang staan, lopen, zitten, fietsen en liggen. Sommige patiënten hebben er zoveel last van dat ze een week lang bijna niet kunnen lopen. Als de bekkeninstabiliteit effectief wordt behandeld, wordt vaak de pijntoename rond de menstruatie ook minder. Het mechanisme is niet helemaal duidelijk.

VERMOEIDHEID/UITPUTTING/DEPRESSIE

Het spreekt vanzelf dat patiënten die langere tijd klachten hebben moe worden. Deels doordat ze vaak pijn hebben en slecht slapen, maar vooral omdat ze de moed verliezen. Ze doen van alles om van de klachten af te komen en het helpt steeds maar niet. De lat moet steeds lager worden gelegd. De patiënt ziet de mooiste jaren van haar leven door haar vingers glippen. De plannen om fulltime te werken en carrière te maken heeft ze al laten schieten. Ze heeft er heel veel voor over om parttime te kunnen werken en het kan haar allang niet meer schelen wat voor werk. Ze had graag vier kinderen gewild, maar als het zó moet, kan ze dat wel vergeten. Ze had in januari gedacht 'als we van de zomer maar weer kunnen kamperen met ons allen', maar het is al mei en het is niet veel verbeterd. De WIA-papieren moeten worden ingevuld (WIA: Wet Werk en Inkomen naar Arbeidsvermogen, zie hoofdstuk 20). De gezinshulp heeft aangekondigd dat ze na volgende week in een ander gezin harder nodig is.

De uitputtingsslag is bij bekkeninstabiliteit meestal groter dan bij aandoeningen waarbij van tevoren duidelijk is wat je te wachten staat. Bij een gebroken been weet je wat je hebt en kun je zelfs plannen maken voor de periode erna. Een vrouw zei eens: 'Als je in de gevangenis zit weet je tenminste wanneer je er weer uit mag. Stel je eens voor dat je erin zit en je weet niet wanneer je vrijkomt.'

7 Bekkeninstabiliteit vaststellen

Inleiding

Artsen en therapeuten willen graag patiënten in hokjes stoppen. Dat is niet onvriendelijk bedoeld. Maar als een hulpverlener een aandoening herkent, kan hij gebruik maken van de ervaring die door hem (en anderen) is opgedaan bij patiënten die iets dergelijks hadden. De patiënt kan daar zijn voordeel mee doen. Bij de diagnostiek gaat het deels om wat de patiënt heeft en deels om de ernst van de aandoening. Het onderverdelen in hokjes heeft alleen nut als het uitmaakt voor het verloop of de behandeling. Het maakt bijvoorbeeld voor het verloop van bekkeninstabiliteit niets uit of de pijn vooral links zit of vooral rechts. Het maakt voor het verloop wél uit of de pijn aan de voorzijde van het bekken zit of aan de achterzijde (zie hoofdstuk 3). Als een patiënt wordt behandeld met manuele therapie, lokale injecties of wordt geopereerd doet het er wél toe of de pijn vooral links of rechts of aan beide zijden zit; bij het gebruik van pijnstillers niet. Het is nog steeds een onbeantwoorde vraag of het nut heeft om pogingen te doen patiënten met bekkeninstabiliteit te onderscheiden van de grote groep patiënten met alledaagse lagerugpijn. Anders gezegd: is het verloop en/of de aanpak bij patiënten met rugpijn met tekenen van bekkeninstabiliteit anders dan bij patiënten met rugpijn zonder die tekenen? Dat is tot op heden niet bewezen. Toch ga ik er in dit boek wel van uit. De diagnostiek bestaat enerzijds uit testen ter bevestiging van het vermoeden dat de patiënt bekkeninstabiliteit heeft, anderzijds uit testen om andere aandoeningen uit te sluiten of op het spoor te komen. Combinaties van bekkeninstabiliteit en andere aandoeningen zijn uiteraard mogelijk.

Diagnostiek

LOKALISATIE VAN DE PIJN

Het verhaal van patiënten met bekkeninstabiliteit is vaak karakteristiek. Voor het vaststellen van de diagnose zijn van belang: de wijze van ontstaan van de klachten en de plaats van de pijn. De diagnose is al bijna rond als de patiënt pijn heeft rond een van de bekkengewrichten (de twee SI-gewrichten en de symfyse) en de klachten zijn begonnen tijdens een zwangerschap of binnen drie weken na een bevalling. Zoals in het vorige hoofdstuk is beschreven, kan de pijn bij bekkeninstabiliteit in een groot gebied worden gevoeld. Bij bekkeninstabiliteit moet de pijn in ieder geval rond een van de bekkengewrichten worden gevoeld: ergens in de bil en/of middenvoor in het bekken. Het maakt voor de prognose en de behandeling uit of de pijn rond één, twee of drie gewrichten in de bekkenring wordt gevoeld (zie hoofdstuk 3). De pijn kan bij bekkeninstabiliteit ook op andere plaatsen worden gevoeld, bijvoorbeeld aan de zijkant van het bekken (de 'heup' = de 'trochanterregio') of in het been. Pijn uitsluitend aan de zijkant van het bekken (dus zonder pijn rond een van de drie gewrichten in de bekkengordel) of pijn alleen in het been past niet bij bekkeninstabiliteit.

WIJZE VAN ONTSTAAN

Bekkeninstabiliteit kan ook buiten de zwangerschap ontstaan. Vaak is er dan een (fors) ongeval geweest, zoals een val met de stuit op een richel. Ik heb dit beeld gezien na een val op de stang van een fiets, een stoeprand, een boomwortel, de evenwichtsbalk bij het turnen en op de rand van een rotsblok. Ook heb ik het gezien na een ongeval waarbij een patiënt een klap kreeg van een verticale rand van de tram tegen het heiligbeen. Een val van stahoogte op een vlakke onderlaag leidt meestal niet tot bekkeninstabiliteit.

VOLGORDE VAN DUURBELASTING

De volgorde van de duurbelasting bij staan, lopen, fietsen, zitten en liggen is vaak karakteristiek. Het gaat om het antwoord op de vraag 'hoe lang kunt u ... voordat u de behoefte voelt om ermee te stoppen?' Het gaat om staan op één plek, lopen op een vlakke harde ondergrond met goede schoenen in een eigen tempo, fietsen op een vlakke weg zonder wind op een goede fiets en in eigen tempo, zitten op een goede stoel, en liggen in een goed bed. Dit alles zonder orthopedische hulpmiddelen (zoals kruk of bekkenband). De patiënt kan antwoorden: staan wordt onaangenaam na 5 minuten, lopen na 10 minuten, fietsen na 10 minuten, zitten na een halfuur, en liggen geeft binnen een uur geen problemen.

Verschil met andere aandoeningen is vaak frappant. Patiënten met een hernia kunnen vaak goed staan en lopen, terwijl dat bij bekkeninstabiliteit juist het snelst problemen veroorzaakt. Patiënten met een aandoening van het heupgewricht kunnen meestal zonder enige beperking zitten en liggen; bij lopen en fietsen voelen ze pijn, maar dat wordt niet erger als ze er wat langer mee bezig zijn. Sterker nog, in de eerste minuten voelen ze zich wat stijf, maar als ze eenmaal goed op gang zijn neemt de pijn zelfs een beetje af.

Indien bekkeninstabiliteit gepaard gaat met stuitpijn, wordt de karakteristieke volgorde doorkruist door onevenredige problemen bij fietsen en zitten. De patiënt kan antwoorden: staan wordt onaangenaam na 10 minuten, lopen na 20 minuten, fietsen na 5 minuten, zitten na 10 minuten, liggen geeft het eerste uur geen problemen.

DE ACTIVE STRAIGHT LEG RAISE (ASLR-)TEST

De ASLR-test wordt ook wel de beenheftest genoemd. Een patiënt kan de test zelf doen. Ze ligt op een half harde onderlaag (bijv. op een onderzoeksbank of een dik vloerkleed) op de rug met de benen gestrekt. Ze tilt nu afwisselend het gestrekte linker en rechter been 20 cm boven de bank (figuur 7.1). Vervolgens geeft ze aan hoeveel moeite dit kost. Per been kan de patiënt kiezen uit:

0	=	totaal geen moeite (het voelt normaal)
1	=	nauwelijks moeite
2	=	enige moeite
3	=	veel moeite
4	=	zeer veel moeite
5	=	niet in staat het been op te tillen

De score van beide benen wordt opgeteld en wordt dus gegeven als een cijfer van 0 t/m 10. De test wordt als positief beschouwd bij een score van meer dan 0. (NB Er zijn situaties waarin een grotere zekerheid van de diagnose vereist is, bijvoorbeeld bij wetenschappelijk onderzoek. In dergelijke gevallen wordt een score van 3 of hoger pas als positief aangemerkt.) Het blijkt dat de test positief is bij 87% van alle vrouwen met zwangerschapgerelateerde lagerugpijn die een specialist bezoeken. Bij patiënten met veel klachten is de test vrijwel altijd positief. Bij 20-40% van alle patiënten met rugpijn in de gehele bevolking (volwassen mannen en vrouwen) is de test ook positief.

Het blijkt dat de test vrijwel nooit positief is bij klachtenvrije personen. Van klachtenvrije personen geeft 6% een score 1 of 2 aan. Het blijkt niet uit te maken of de score wordt gegeven door de patiënt of door een ervaren onderzoeker. De onderzoeker geeft zijn score op basis van

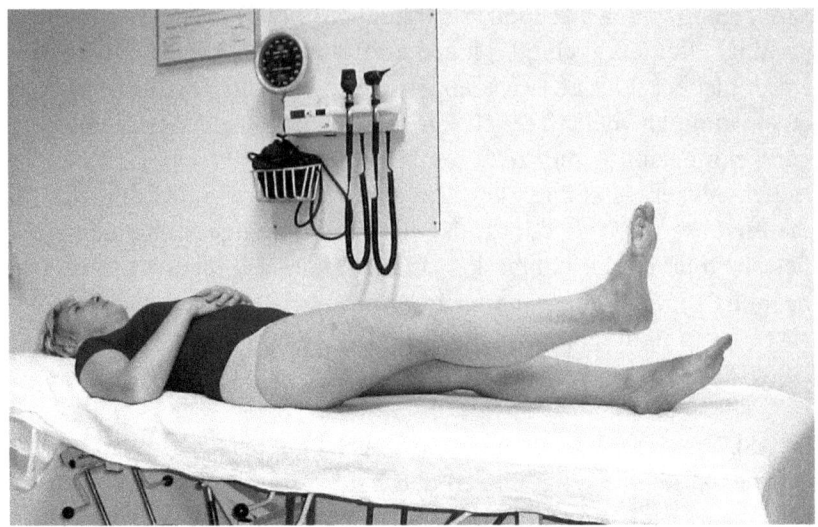

Figuur 7.1 Beenheftest.

de snelheid waarmee de patiënt het been optilt, het bibberen van het been, abnormaal rollen van de romp, de invloed op de ademhaling van de patiënt, kreunen, persen en andere uitingen van de patiënt die op pijn en moeite duiden.
NB Meestal kunnen patiënten met bekkeninstabiliteit het been veel gemakkelijker optillen als ze op een zacht bed liggen, of met de zijkant van de billen op een klein kussentje. De testuitslag wordt daardoor minder betrouwbaar. Tijdens oefeningen in rugligging is het daarentegen juist aan te bevelen om een onderlaag te gebruiken waarbij het heffen van het been het gemakkelijkst is.

VERBETERING MET BEKKENBAND
Bij bekkeninstabiliteit heeft een bekkenband vaak een gunstige invloed op de klachten. Dit gegeven is ook diagnostisch te gebruiken. Om de invloed te bestuderen wordt de band zo strak mogelijk aangetrokken. De beenheftest wordt vervolgens met en zonder bekkenband uitgevoerd en aan de patiënt wordt gevraagd of de band invloed heeft. Ook nu kan de onderzoeker zijn mening geven. Het blijkt dat de band een verbetering geeft bij ongeveer drie van de vier patiënten met bekkeninstabiliteit. Uiteraard heeft deze test geen zin als de beenheftest zonder problemen uitgevoerd kan worden. De invloed van een bekkenband kan eventueel ook worden onderzocht bij de andere testen voor kracht of pijnprovocatie.

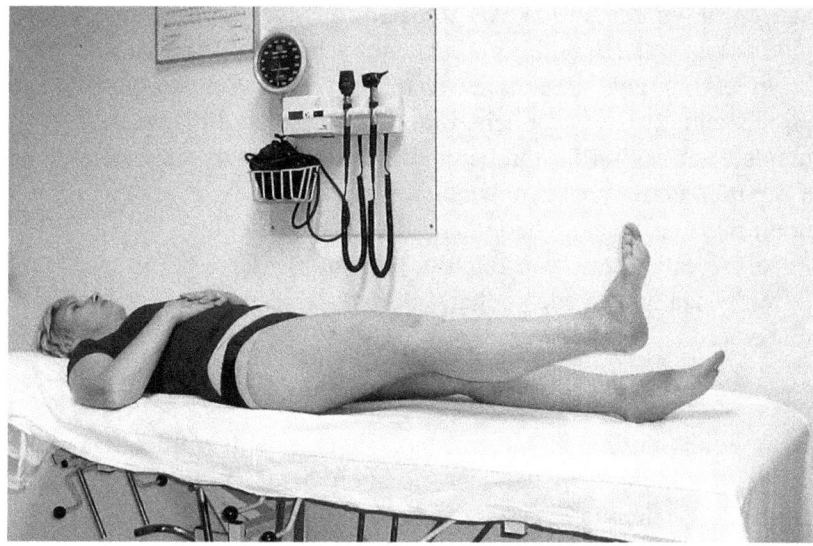

Figuur 7.2 *Beenheftest met bekkenband.*

WAGGELEN

De waggelgang wordt veroorzaakt doordat het aanspannen van de spieren rond de heup pijnlijk is. Bij het staan op één been moeten de spieren ervoor zorgen dat de patiënt er niet doorheen zakt. Het gaat bij het waggelen om de spieren aan de zijkant van de heup. Dat zijn de spieren die gebruikt worden bij het opzij bewegen van het bovenbeen. Dus ook bij het krachtig spreiden van de benen. Tijdens het lopen lost de patiënt het probleem op door te gaan waggelen.

Nauwkeuriger is het om de kracht gewoon te meten. Te berekenen is dat de kracht bij het spreiden van de benen, uitgedrukt in kilogrammen, minstens 20% van het lichaamsgewicht moet zijn om te voorkomen dat de patiënt waggelt.

Bij gezonde niet-zwangere vrouwen is de kracht 40-45% van het lichaamsgewicht. Er is dus meestal een aardige reserve. Tijdens de zwangerschap neemt niet alleen het gewicht van de vrouw toe, maar (bij bekkeninstabiliteit) de pijn bij het aanspannen van de heupspieren ook.

PIJNPROVOCATIETESTEN

Bij het lichamelijk onderzoek wordt vaak gebruik gemaakt van pijnprovocatietesten. Het zijn allerlei handgrepen waarbij aan de patiënt steeds gevraagd wordt of het pijn doet en waar het pijn doet. Het idee erachter is dat sommige testen bij bekkeninstabiliteit pijn veroorzaken, maar, en dat is minstens zo belangrijk, dat andere testen niet pijnlijk zijn. Als iemand geen bekkeninstabiliteit heeft, maar bijvoorbeeld iets aan zijn heup, dan verwacht je weer dat andere testen pijnlijk zijn. Zo kun je er achter komen wat iemand mankeert. Het mooiste zou natuurlijk zijn het ter beschikking staan van testen die bij alle patiënten met bekkeninstabiliteit pijn veroorzaken en testen die nooit pijn veroorzaken bij iemand die geen bekkeninstabiliteit heeft. Zulke testen bestaan niet. Daarom worden meerdere pijnprovocatietesten gedaan en worden behalve deze testen ook andere metingen uitgevoerd.

UITSLUITEN VAN ANDERE AANDOENINGEN

Er moet bij pijn in het bekkengebied altijd gezocht worden naar andere aandoeningen. Het gaat vooral om aandoeningen waarvoor een andere behandeling nodig is. De belangrijkste aandoeningen zijn: een hernia, een slijmbeursontsteking aan de zijkant van de heup, een ontsteking of irritatie van het heupgewricht, een ontsteking van het SI-gewricht door de ziekte van Bechterew en lagerugpijn zonder bekkeninstabiliteit.

Voor de praktijk (nog) niet bruikbare testen

Op allerlei manieren is geprobeerd om bekkeninstabiliteit vast te stellen. Ik zal een paar methoden in het kort bespreken.

MANUELE TESTEN VOOR BEWEEGLIJKHEID

Het lijkt aantrekkelijk om te proberen de beweeglijkheid van de bekkengewrichten vast te stellen door voorzichtig te voelen wat er gebeurt. Ik denk dat er vast wel therapeuten zijn die dat kunnen. Ik verbeeld mezelf ook wel eens dat ik het kan voelen. Het probleem is dat therapeuten onderling het zelden met elkaar eens zijn. Waar de een zegt dat het gewricht te veel beweegt kan de ander zeggen dat het te weinig beweegt. Een bijkomend probleem is dat ze allebei gelijk kunnen hebben, omdat het beeld kan wisselen. Met de huidige kennis van zaken hebben we aan deze testen dus niets.

RÖNTGENONDERZOEK

Het zou prettig zijn als we op een röntgenfoto zouden kunnen zien of iemand bekkeninstabiliteit heeft of niet. Net als bij een gebroken been. Helaas kan dat niet. Regelmatig wordt het geprobeerd. Steeds blijkt wel dat de groep vrouwen met klachten verschilt van de groep vrouwen zonder klachten. De overlap tussen de groepen is echter te groot om harde uitspraken te kunnen doen over individuen.

Het is hetzelfde als het vergelijken van de lengte van mannen en vrouwen. Een groep mannen is altijd langer dan een groep vrouwen. Het verschil is ongeveer 10 cm. Maar een man is niet altijd groter dan een vrouw. Als je in het donker iemand ziet lopen van 1 meter 98 zal het wel een man zijn en iemand van 1 meter 50 is zo goed als zeker een vrouw. Maar de overgrote meerderheid van de personen zit in het tussengebied.

BOTSCAN

Bij een botscan wordt bij een patiënt radioactief materiaal ingespoten in een bloedvat in de arm. Het materiaal hecht zich aan bot; vooral aan actief bot, bijvoorbeeld rond een botbreuk of een ontstoken gewricht. Met een scan is te zien waar het radioactieve materiaal zich vooral bevindt. De techniek wordt ten onrechte bij bekkeninstabiliteit wel eens gebruikt om harde bewijzen te zoeken voor een aandoening van de bekkengewrichten. De gedachte is dat het bot rond een 'geïrriteerd' sacro-iliacaal gewricht actiever is dan normaal. Deze theorie is nooit goed onderzocht. Ik heb de indruk dat, als er al een toename van die activiteit is, het verschil met gezonde personen gering is. Een goede reden om een botscan te maken is om de aanwezigheid van andere aandoeningen dan bekkeninstabiliteit te onderzoeken (ziekte van Bechterew, een botbreuk of een tumor).

ECHOGRAFIE VAN DE BUIKSPIEREN

Echografie van de buikspieren staat op dit moment erg in de belangstelling. De methode is nog volop in onderzoek, maar de eerste resultaten zijn zeer veelbelovend. Het idee is dat veel patiënten met bekkeninstabiliteit hun spieren verkeerd gebruiken. Met echografie is dat te controleren. Als een buikspier goed aanspant, is op het beeldscherm te zien dat de spier dikker wordt (figuur 7.3 en 7.4). Er zijn drie buikspieren en het lijkt van belang welke van de drie het meeste aanspant.
Niet alleen is het mogelijk met echografie te zien of de patiënt de buikspieren goed aanspant, maar het blijkt ook een goed hulpmiddel voor de behandeling. Door de patiënt mee te laten kijken naar het beeld is het mogelijk om snel duidelijk te maken wat de bedoeling is. Deze techniek wordt ook wel biofeedback genoemd.

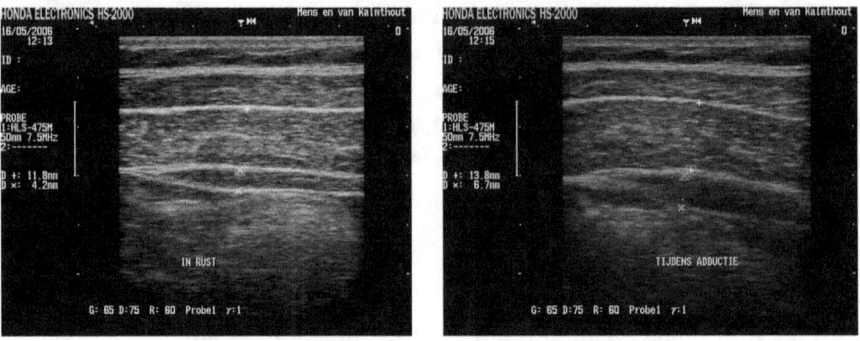

Figuur 7.3 Echografie van de buikspieren.
Links: in rust. Rechts: Buikspieren tijdens aanspannen.

8 De ernst van bekkeninstabiliteit bepalen

Inleiding

De ernst van de verschillende aspecten van bekkeninstabiliteit is tot op zekere hoogte te meten. Er is meestal een sterke samenhang tussen verschillende aspecten, maar soms is sprake van een forse wanverhouding. Neem bijvoorbeeld een patiënt die veel kracht heeft, weinig pijn, en toch niet kan fietsen. Die combinatie verwacht de arts niet. Vaak wordt in dergelijke situaties te gemakkelijk aangenomen dat de patiënt liegt of zich aanstelt. Hoe meer informatie je over een patiënt hebt, hoe minder vaak je wanverhoudingen tegenkomt. In het genoemde voorbeeld is het mogelijk dat de patiënt behalve bekkeninstabiliteit een pijnlijk stuitje heeft. Zodra je dat weet, kloppen de bevindingen weer met elkaar.

Pijnmeting

SPONTANE PIJN

Pijn is iets persoonlijks. Pijn is niet te meten zonder medewerking van de patiënt. De enige manier om pijn te meten is de patiënt vragen naar zijn pijn. De beste manier is altijd nog de patiënt te vragen om een cijfer te geven aan de ernst van de pijn. Nul betekent in dat geval totaal geen pijn en tien is de ergste pijn die de patiënt zich kan voorstellen. De patiënt wordt gevraagd om een cijfer te geven aan de mate van pijn op het moment van het invullen (PIJN-nu). Een tweede en een derde cijfer geven de pijn aan op het slechtste moment van de week daarvoor (PIJN-max), en de pijn op het beste moment van de week daarvoor (PIJN-min). Meestal wordt de PIJN-nu sterk beïnvloed door toevallige factoren: het moment van de dag, 's ochtends of 's avonds bijvoorbeeld, en door wat de patiënt heeft gedaan in de 24 uur voorafgaand aan het invullen. Daarom is de PIJN-nu niet zo geschikt om het verloop van de therapie te meten. PIJN-max is de beste van de drie. Soms wordt de ernst van de pijn gemeten aan de hand van de mate waarin de pijn uitstraalt in het been. Elke patiënt met bekkeninstabiliteit weet dat de pijn op slechte dagen verder uitstraalt dan op goede dagen. Dus hoe verder de uitstraling, hoe erger het kennelijk is. De methode is vrij grof, maar geeft toch een indruk.

PIJN BIJ PROVOCATIE

Handelingen die de onderzoeker uitvoert om te verifiëren of dat pijn doet, worden pijnprovocatietesten genoemd. De pijn kan worden gegradeerd op een schaal met vier mogelijkheden:

0 =	totaal geen pijn
1 =	de patiënt heeft pijn, maar laat dat niet merken tijdens het testen
2 =	de patiënt heeft pijn en geeft dat op allerlei manieren aan tijdens het testen (trekken met de spieren, knijpen met de ogen, kreunen, au roepen, enz.)
3 =	de patiënt heeft pijn en geeft al voor het beëindigen van de test zo veel reacties dat de test niet volledig uitvoerbaar is

De waarde van pijnprovocatietesten om de ernst van de pijn te meten is erg gering. Net als voor de PIJN-nu is het bezwaar dat de patiënt met fluctuerende klachten toevallig een goede of slechte dag kan hebben tijdens het onderzoek. Daar komt nog bij dat de ene onderzoeker bij het onderzoek net iets harder duwt dan de andere.

Krachtmeting

Als iemand veel pijn heeft bij bewegen gaat dat ten koste van de kracht. Tot op zekere hoogte is de kracht dus een maat voor de pijn. Bij klachten die al lang bestaan gaat de kracht ook achteruit doordat de patiënt bepaalde spieren lange tijd niet gebruikt. Daar komt nog bij dat de patiënt bij het aanspannen soms extra terughoudend is uit angst voor pijn of letsel. De uiteindelijk gemeten pijn is dus een optelsom van de kracht die de patiënt vroeger had, de pijn, de angst voor pijn en de inactiviteit tijdens de voorafgaande periode. Als we dus zeggen 'de kracht van de heupspieren is verzwakt', dan bedoelen we eigenlijk 'het aanspannen van de spieren rond de heup is verminderd'. Er zijn onderzoekers die beweren dat het verminderde aanspannen van de spieren niet het gevolg is van de aandoening, maar de oorzaak. Deze onderzoekers vinden dat je de spierkracht moet trainen: dan zal daarmee de pijn verdwijnen en het functioneren verbeteren. Echter, als de rug- en heupspieren geoefend worden, heeft dat vaak een averechts effect.

Het blijkt steeds weer dat de kracht van de rompspieren ons minder vertelt over de ernst van de situatie van de patiënt met bekkeninstabiliteit dan de kracht van de heupspieren. De betrekkelijke waarde van spierkrachtmeting wordt al snel duidelijk als de kracht gemeten wordt met een stevige bekkenband om. Bij sommige patiënten is de kracht die daarna wordt gemeten enorm veel beter dan zonder band. Een frappant voorbeeld daarvan staat in tabel 8.1.

Tabel 8.1 Resultaat van krachtmeting bij een patiënte met bekkeninstabiliteit. Met bekkenband is er een aanzienlijke krachttoename van heupspieren en rompspieren.

krachtmeting	zonder bekkenband	met bekkenband	normale waarden
benen spreiden	142	161	170-420
benen naar elkaar bewegen	53	115	125-315
bukken	15	28	50-90
lichaam achterover bewegen	43	59	60-140

Uit de enorme verbetering met behulp van de bekkenband blijkt maar weer dat er met die spieren niet veel mis is. Al met al is de gemeten kracht wel een goede maat voor de ernst van de bekkeninstabiliteit.

KRACHT BIJ HET NAAR ELKAAR BEWEGEN VAN DE BENEN

Het krachtig tegen elkaar drukken van de bovenbenen is bij patiënten met pijn in de bekkenregio vaak pijnlijk en daardoor meestal verzwakt. De kracht is handmatig te schatten, maar het is nauwkeuriger om daarvoor een apparaatje te gebruiken dat tussen de knieën wordt geklemd. Met de test wordt waarschijnlijk vooral de mate van irritatie gemeten van de banden rond de symfyse en in mindere mate de irritatie van de ligamenten rond de SI-gewrichten. De test is een buitengewoon goede maat om de ernst van bekkeninstabiliteit te volgen. Uit ervaring is gebleken dat patiënten weer een beetje kunnen zwemmen zodra de kracht bij deze test meer is dan 10 kilogram.

KRACHT BIJ HET SPREIDEN VAN DE BENEN

Net als bij het naar elkaar toe bewegen van de heupen is het krachtig spreiden van de bovenbenen bij patiënten met bekkeninstabiliteit vaak pijnlijk en verzwakt. De test is goed te gebruiken om het verloop van een patiënt te volgen, onder voorwaarde dat steeds dezelfde onderzoeker de meting uitvoert. Zwakte op deze test hangt sterk samen met waggelen.

KRACHT BIJ DE BEENHEFTEST

Zoals in hoofdstuk 7 al is opgemerkt, wordt de uitslag op de beenheftest gemeten op een schaal van 0 tot en met 5 per been. De optelsom van beide benen (dus score 0-10) blijkt een zeer goede maat voor de ernst van bekkeninstabiliteit.

Beperkingen in het dagelijkse leven

DE QUEBEC BACK PAIN DISABILITY SCALE

De Quebec Back Pain Disability Scale (QBPDS) is een vragenlijst die de patiënt zelf moet invullen. De lijst is oorspronkelijk gemaakt om bij patiënten met rugpijn beperkingen te meten en is later ook bij patiënten met bekkeninstabiliteit toegepast. De patiënt moet bij elke activiteit een score geven voor de moeite die het kost om die activiteit te volbrengen. Als de patiënt het nooit doet, moet zij (of hij) zich voorstellen hoe het zou zijn als ze het deed. Ze mag geen vraag overslaan en ook geen dubbele antwoorden geven. In totaal zijn er dus altijd 20 antwoorden. De laagste score is 0 punten; wie dat scoort kan alles doen zonder moeite. Maximaal is de score 100; wie dat scoort kan in feite niets meer als gevolg van de pijn onder in de rug en in het bekken. De test blijkt erg gevoelig voor verandering van de klinische situatie en is dan ook erg bruikbaar om een patiënt te volgen. Grofweg kan worden gesteld dat een patiënt met een score van meer dan 40 ernstig beperkt is. Bij een te volle agenda heeft zo'n patiënt snel energieproblemen. De combinatie werken, een gezin runnen en een inspannend oefenprogramma uitvoeren is dan niet mogelijk. Natuurlijk zijn er uitzonderingen, al was het alleen maar omdat sommige patiënten de schaal te somber of juist te rooskleurig invullen.

DUURBELASTING

Ook met de duurbelasting is de ernst van de invloed van bekkeninstabiliteit op het dagelijkse leven goed te meten. Het gaat om het antwoord op de vraag 'hoe lang kunt u... voordat u de behoefte voelt om daarmee te stoppen?' Vooral de antwoorden op de onderdelen zitten, lopen en fietsen zijn van belang. Het antwoord op de onderdelen 'staan' en 'liggen' van deze test is geen van beide erg bruikbaar om de ernst van de invloed op het dagelijkse leven te meten. Dat komt omdat vrijwel alle patiënten met bekkeninstabiliteit (ook met geringe klachten) veel problemen hebben met staan en omdat vrijwel alle patiënten (ook met ernstige klachten) zonder al te grote problemen wel een uur kunnen liggen.

Vermoeidheid

Patiënten die langer dan 6 maanden bekkeninstabiliteit hebben, zijn bijna allemaal moe. Het meten van vermoeidheid gaat op dezelfde manier als het meten van pijn. Het is opvallend dat vermoeidheid een van de hardnekkigste verschijnselen is bij het revalideren van patiënten met bekkeninstabiliteit. De therapie is ook vermoeiend, dus het is te verwachten dat vermoeidheid niet snel afneemt. Soms neemt de vermoeidheid in het begin zelfs toe. Meestal stemt de patiënte haar activiteiten af op een bepaald niveau van vermoeidheid. Als het bij wijze van spreken 10% beter gaat, gaat ze 10% meer doen, met als gevolg dat ze weer net zo moe is. Dat is niet verkeerd, maar daarmee is vermoeidheid geen goede maat voor de algehele verbetering of verslechtering van de patiënt.

Röntgenonderzoek

In hoofdstuk 7 kwam al aan de orde dat röntgenfoto's van weinig waarde zijn bij het vaststellen van bekkeninstabiliteit. Bij het meten van de ernst van bekkeninstabiliteit heb je er nog minder aan. Ook de beweeglijkheid van de bekkengewrichten gemeten met röntgenfoto's waarbij de patiënt afwisselend het linker en het rechter been belast (zie ook hoofdstuk 7) zijn niet geschikt om de ernst te meten. Ik heb eens van een aantal patiënten röntgenfoto's laten maken vóór en na een revalidatieperiode van acht weken. Er veranderde vrijwel niets aan de foto's, of het nu beter ging met de patiënt of niet. Het leert ons dat het herstel bij het revalideren van patiënten met bekkeninstabiliteit kennelijk niet optreedt doordat de bekkengewrichten stijver worden.

Leefregels

Inleiding

Niet iedereen met bekkeninstabiliteit hoeft te worden behandeld. Vaak gaan de klachten vanzelf over. Vooral als de klachten pas kort bestaan en niet ernstig zijn, is de kans op herstel groot. Ongeveer een derde van de vrouwen die tijdens de zwangerschap last krijgen van rug- of bekkenpijn is voor de bevalling al hersteld. Na de bevalling is binnen drie weken nog eens een derde van die groep hersteld. Als zes weken na de bevalling duidelijk is dat het herstel niet vordert, is behandeling aangewezen.

Elke zwangere en kraamvrouw met klachten moet wel weten wat ze mankeert en hoe ze het beste met haar klachten om kan gaan. Bij klachten is daarom een eenmalig consult bij een deskundige wenselijk.

Leefregels

De leefregels bij bekkeninstabiliteit zijn eigenlijk heel simpel. Het gaat om twee basisregels: zorg ervoor niet oververmoeid te raken en zorg voor een goede algemene conditie. Het is daarbij niet van belang of iemand zwanger is of niet.

Patiënten met bekkeninstabiliteit hebben vaak veel vragen over wat ze wel en niet mogen. Op de meeste vragen 'mag ik...?' kan met 'ja' geantwoord worden. Iemand met bekkeninstabiliteit mag met de benen over elkaar zitten, mag fietsen en zwemmen, op de rug of op de zij slapen, mag liggen met een kussentje tussen de benen maar ook zonder. In wezen zijn er geen strikte geboden of verboden. Het is wel verstandig situaties te vermijden waarbij de kans op vallen of uitglijden groot is. Bij alle bezigheden moet worden afgewogen wat de bewuste bezigheid oplevert aan levensvreugde, sociale contacten en spierversterking en welke prijs betaald moet worden in de vorm van pijn, vermoeidheid en gedwongen rust.

Omgaan met pijn

Vaak wordt gezegd dat iemand met bekkeninstabiliteit moet luisteren naar zijn lichaam. Ik vraag me af of die boodschap helder genoeg is. Vergelijk het met luisteren naar kleine kinderen. Als ze huilen is er meestal iets mis, dus je gaat even na wat er aan de hand is. Als er niets aan de hand is en je geeft ze telkens een ijsje of een snoepje als ze huilen, worden ze steeds lastiger. Met pijn is het net zo. Je luistert wel naar de pijn, maar dat wil nog niet zeggen dat je kost wat kost moet proberen zó te leven dat je geen pijn hebt.

Als het steeds lang duurt voordat een patiënt na een activiteit van de pijn hersteld is, is het verstandig dat hij een stapje terug doet. Wie bijvoorbeeld een uur fietst en daarna vijf dagen nodig heeft om te herstellen, doet er onverstandig aan om een uur te blijven fietsen. Maar als iemand na een halfuur fietsen snel herstelt (hoe sneller hoe liever, maar in ieder geval binnen 36 uur), is het juist verstandig regelmatig een halfuurtje te fietsen. Dit houdt de spierkracht en de conditie op peil. Het is dus niet zo belangrijk of iemand tijdens het fietsen pijn voelt of niet. Het is wel van belang hoeveel tijd nodig is om de pijn te laten afnemen tot het niveau van daarvoor.

De meeste patiënten met bekkenklachten willen meer dan ze kunnen. Het advies is: zoek activiteiten die veel bijdragen aan de conditie en weinig pijn en vermoeidheid veroorzaken. De volgende activiteiten leveren weinig op voor de conditie en kosten naar verhouding erg veel energie en pijn achteraf: traplopen, gebukt werken (stofzuigen, bedden opmaken, kind verzorgen, eten koken, strijken, enz.), stilstaan en slenteren. Deze activiteiten zijn niet verbóden. Het advies is: probeer zulke activiteiten te vermijden en ze in ieder geval niet te zoeken ter wille van een betere conditie. Een goed alternatief voor slenteren is dóórlopen. In de meeste situaties is fietsen een goed alternatief voor lopen. Fietsen en zwemmen leveren een uitstekende bijdrage aan de conditie en zijn vaak goed uitvoerbaar.

Omgaan met vermoeidheid

Voor vermoeidheid geldt een beetje hetzelfde als voor pijn. Als de vermoeidheid toeneemt na een activiteit is het heel normaal. Maar als iemand 's ochtends nog moe is van de dag ervoor deugt het niet. Eerder naar bed en bepaalde activiteiten schrappen is vaak het simpelste recept. Het is soms verstandig om, in overleg met de arboarts en de werkgever, te zoeken naar mogelijkheden om het werk te verlichten. Minder tillen en trappenlopen, een betere stoel, andere werkuren, parkeerfaciliteiten. Vaak is er met enige fantasie en goede wil veel te regelen. Als dat niet helpt, zou het aantal uren werk stapsgewijs moeten worden verminderd. Voor thuis geldt natuurlijk hetzelfde: aanpassingen en geleidelijk meer uit handen geven.

Het bestrijden van oververmoeidheid kan energie vrijmaken voor het verbeteren van de conditie. De omgeving snapt dat vaak niet. Iemand werkt minder, neemt huishoudelijke hulp, en gaat vervolgens met een vriendin op de fiets naar het zwembad. Toch is het een logische combinatie.

Begrip en hulp vragen

Om deze adviezen te kunnen opvolgen is het van belang dat daarvoor op het werk en thuis begrip bestaat. Veel patiënten vinden het moeilijk om begrip te vragen: zij voelen zich verantwoordelijk voor hun normale werkzaamheden en zijn bang dat de boel in het honderd loopt als zij zich afzijdig houden. Zwangeren voelen de druk om vóór het zwangerschapsverlof nog zo veel mogelijk werk af te ronden. Sommigen zijn bang een aanstelster te worden gevonden. Daarnaast is het gewoon niet leuk om geen onbekommerde, vrolijke zwangere vrouw te zijn. Toch is het van belang de klachten serieus te nemen en daadwerkelijk begrip te vragen. De combinatie een (aanstaande) moeder, (aantrekkelijke) partner en (goede) werker willen zijn kan gewoon te zwaar zijn naast de belasting door de zwangerschap of het kraambed zelf. Begrip alleen is meestal niet genoeg. Door gevoelens te uiten, grenzen aan te geven en concreet om hulp te vragen maakt iemand het de omgeving gemakkelijker om ook hulp te geven.

Oefentherapie 1: abnormaal persen afleren

Inleiding

Stabiliteit berust op drie pijlers: passieve en actieve stabiliteit en de coördinatie. Meestal gaat het bij instabiliteit om een combinatie van gebreken van alle drie factoren. In principe kan de behandeling zich richten op al die ongunstige onderdelen. In de praktijk blijkt dat het verbeteren van één van de drie meestal voldoende is. De keuze is vaak gemakkelijk, omdat het verbeteren van de passieve stabiliteit eigenlijk uitsluitend operatief mogelijk is. Het gaat daarbij om een zeer ingrijpende operatie en uiteraard is dat geen eerste keus. Het behandelen van de actieve stabiliteit lukt uitsluitend indien de coördinatie in orde is. Dus is het duidelijk dat met het verbeteren van de coördinatie moet worden begonnen.

De meeste patiënten met bekkeninstabiliteit hebben te weinig spanning in de korte spieren die het bekken stabiliseren, te veel spanning in de lange spieren die het bekken stabiliseren, en te veel spanning in de spieren die het bekken belasten. Bij het uitvoeren van een moeilijke handeling hebben mensen allemaal de neiging om op een krampachtige manier te bewegen. Kijk maar eens naar iemand die zijn eerste rijles krijgt. Zo iemand zit rechtop, maakt geen gebruik van de rugleuning, knijpt met beide handen stevig in het stuur, trekt de schouders wat op en spant de nekspieren aan. Kijk ook eens naar iemand die iets zwaars optilt. Tong een stukje uit de mond, persend, zodat het hoofd rood aanloopt, de ogen puilen uit en er is een kreunend geluid hoorbaar. Zie het verschil tussen iemand die zijn eerste dansles krijgt en een danseres. In het algemeen geldt dat te veel spieren worden aangespannen en dat de ademhaling vaak stokt. Bij patiënten met bekkeninstabiliteit gaat het op dezelfde manier. Een probleem bij bekkeninstabiliteit is dat persen en verkrampen belastend zijn voor het bekken en uiteindelijk een averechts effect hebben op het herstel.

De opbouw van de oefentherapie is in grote lijnen als volgt:
– afleren om te persen als het niet hoeft;

- leren op de juiste wijze het bekken te stabiliseren tijdens zware inspanning;
- conditietraining.

Persen

Persen is belastend voor het bekken. Sinds 1957 is veel onderzoek gedaan naar het verband tussen de druk in de buikholte en rugpijn. Onderzoekers stelden vast dat de druk in de buikholte stijgt tijdens inspanning. Hoe zwaarder de inspanning des te hoger de druk. Een halve eeuw lang werd gedacht dat de gespannen 'buikballon' de rug enigszins zou ontlasten door een deel van het gewicht te dragen dat anders door de wervelkolom zou moeten worden gedragen. Daarbij werden twee denkfouten gemaakt. Ten eerste wordt het bekken niet ontlast als de 'buikballon' een deel van de druk van de wervelkolom overneemt. Immers, de 'buikballon' drukt, net als de wervelkolom, ook op het bekken. Een tweede punt is dat wordt vergeten dat het belastend is voor de rug om de spieren aan te spannen die de druk in de buikholte moeten verhogen. Bij drukmetingen in de rug is uiteindelijk gebleken dat de druk op de lendenwervels bij het tillen met persen hoger is dan bij het tillen zonder persen.

In 2005 is voor het eerst beseft dat een hoge druk in de buikholte zeer belastend is voor het bekken (figuur 10.1). En dan niet omdat de 'buikballon' op het bekken drukt, maar omdat het bekken deel uitmaakt van de ballon. Zoals de ballon onder spanning komt van de druk in de ballon, zo worden de onderdelen van het bekken uit elkaar geperst tijdens verhoging van de druk in de buikholte. Berekend is dat de kracht waarmee de onderdelen van het bekken uit elkaar worden gedrukt bij het persen al snel groter is dan de kracht waarmee een bekkenband bescherming geeft aan het bekken.

Gewichtheffers persen zó hard dat de belasting voor het bekken kan oplopen tot 65 kg. Het is dan ook niet verbazingwekkend dat zij tijdens het tillen een brede steun om buik en/of bekken dragen.

De belasting van het bekken bij het persen verklaart voor een deel waarom sterke mensen toch pijn in het bekken kunnen hebben en waarom training die alleen gericht is op kracht soms geen effect heeft.

Abnormaal persen vaststellen

O'Sullivan heeft op allerlei manieren zichtbaar gemaakt dat de ademhaling van patiënten met bekkeninstabiliteit afwijkend is. Als patiënten plat op de rug liggen gaat het goed, maar zodra ze iets inspannends moeten doen gaat het mis. Hij vroeg patiënten met bekkeninstabiliteit in rugligging het gestrekte linker of rechter been op te

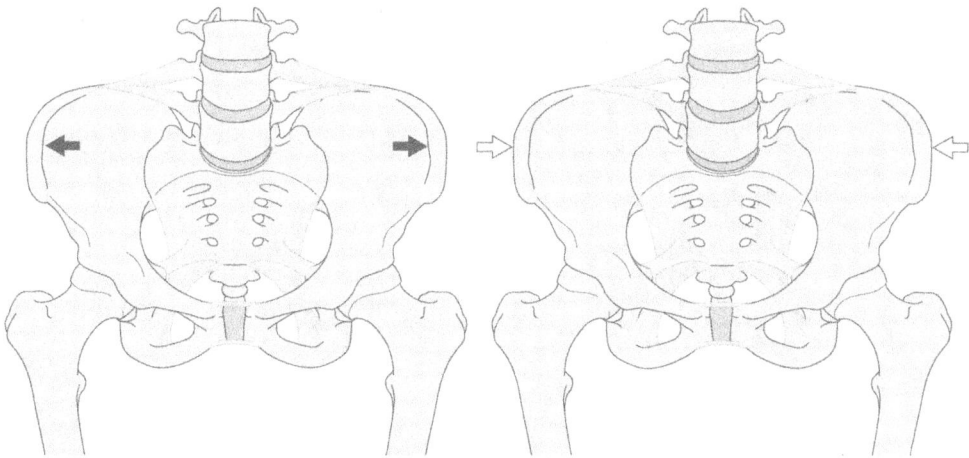

Figuur 10.1 *Krachten op het bekken bij persen (links) en bij het dragen van een bekkenband (rechts).*

tillen. Hij stelde vast dat de ademhaling onregelmatig werd en dat de patiënten persten. Hetzelfde ademhalingspatroon wordt gezien bij gezonde vrijwilligers zodra ze iets moeten doen wat moeite kost of pijn veroorzaakt.
Natuurlijk heeft een therapeut geen apparatuur om die veranderingen objectief te meten. Het is dus wenselijk dat een therapeut andere technieken kan gebruiken om te controleren of de patiënt verkeerd ademhaalt. Iedere therapeut heeft daar zo zijn eigen methoden voor. Bij twijfel is onderzoek met echografie te overwegen.

Abnormaal persen afleren

INLEIDING

Een onderzoeker zei eens dat je bij het afleren van verkeerde gewoonten het volgende traject moet doorlopen:
- onbewust verkeerd gedrag;
- bewust verkeerd gedrag;
- bewust goed gedrag;
- onbewust goed gedrag.

Het afleren van het verkeerd aanspannen gaat het beste door de patiënt op de fouten te wijzen en te vragen tijdens inspanning zo gewoon mogelijk door te ademen of te proberen hardop te praten. Moeilijker is het om te leren de techniek ook toe te passen buiten oefensituaties. Het is daarom belangrijk om de oefeningen zeer, zeer vaak te herhalen, ook al voert de patiënt de oefeningen perfect uit. Hieronder volgen de oefeningen die ik gebruik om patiënten te instrueren. Ik geef de beschrijving op papier aan de patiënt mee.

Bijlage Oefeninstructies ter bevordering van het doorademen tijdens (geringe) inspanning

Doel

Op de juiste wijze ademhalen is bij bekkeninstabiliteit om twee redenen belangrijk. Ten eerste hebben sommige spieren een dubbele functie. Ze kunnen steun geven aan het bekken (en de rug) en kunnen betrokken zijn bij de ademhaling. Bij lichamelijke inspanning zijn beide functies belangrijk, dus het uitvoeren van de ene taak mag niet gaan ten koste van de andere taak. Ten tweede hebben veel mensen de neiging om tijdens inspanning de ademhaling stil te zetten en te persen; en persen is belastend voor de gewrichtsbanden in het bekken. Bij de therapie wordt daar rekening mee gehouden. De invloed van de ademhaling op het bekken is grofweg in drie categorieën te verdelen:
- de ademhaling stilzetten en persen (belastend voor het bekken);
- doorademen, of de ademhaling stilzetten zonder te persen (neutraal);
- aanspannen van de buikspieren zonder te persen (beschermend voor het bekken).

Ook gezonde mensen hebben de gewoonte om bij inspanning de adem in te houden en wat te persen. Sommige mensen doen dat heel erg. Het wordt pas een probleem als mensen pijn hebben in de bekkengewrichten en steeds bij geringe inspanning krachtig en langdurig persen. Het herstel van bekkenpijn wordt door het veelvuldig persen vertraagd.
Geadviseerd wordt: pers nooit meer bij krachtsinspanning. Pers alleen nog als 'er iets naar buiten moet'. Dan kan het niet anders. Bijvoorbeeld als je een ballon opblaast, of op de wc zit en het gaat een beetje moeilijk, of wanneer een vrouw een kind baart.

Aanleren van buikademhaling zonder persen

De eerste oefeningen worden liggend gedaan. Zorg dat u prettig ligt, bijvoorbeeld op een dun matrasje op de grond, of op een dik vloerkleed, of in bed. De temperatuur moet aangenaam zijn en u moet ervoor zorgen dat u niet gestoord kan worden. Een dik breed kussen onder de knieën is vaak aangenaam. De kleding om de buik moet niet knellen.
Op de tekening is te zien wat de bedoeling is (figuur 10.2). Bij een buikademhaling staat de borst stil en beweegt de buik: bij het inademen bolt de buik op en bij het uitademen wordt de buik kleiner. Het

inademen gaat vlug en zonder geluid. Doe de uitademing langzaam (10-15 tellen) en maak tijdens het uitademen een zacht blazend geluid. Als u voor het eerst oefent, helpt het als u één hand op de buik legt en de andere op de borst. Als u het goed doet, voelt u dat de buik opbolt en de borst niet beweegt. Het blazende geluid tijdens de uitademing moet goed hoorbaar zijn. Het geluid moet tijdens de hele uitademing hetzelfde klinken. Het mag dus niet 'stotterend' of persend klinken.

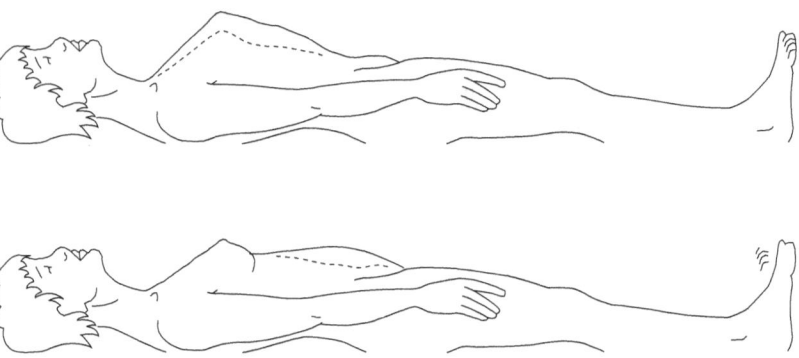

Figuur 10.2 Buikademhaling (onder) en borstademhaling (boven)

Veel gemaakte fouten:
- De borst beweegt op en neer tijdens het ademhalen.
- Bij het uitademen wordt de lucht door een klein gaatje geperst. Dat is niet de bedoeling. De lucht moet er gemakkelijk uit kunnen stromen en het uitademen moet langzaam gaan. Pas dan is het zeker dat er niet wordt geperst.
- Aan het einde van de ademhaling wordt het laatste beetje lucht eruit geperst. Dat is te horen aan het ademgeluid. Stop liever iets eerder met uitademen dan te persen.
- Het uitademen gaat zeer snel. Dat wijst op persen. Het is de bedoeling dat de lucht langzaam naar buiten stroomt.

Doe geen oefeningen als u te moe bent om ze netjes te kunnen doen. Oefen liever niet dan slordig. Streef ernaar om de oefeningen *minstens* tweemaal per dag 5 minuten te doen; hoe vaker hoe beter. Een keer een dagje overslaan geeft niets. Tip: doe de oefeningen 's ochtends en 's avonds in bed.
Probeer de buikademhaling in praktijk te brengen in situaties waarin geen krachtsinspanning wordt gevraagd, bijvoorbeeld tijdens autorijden, vergaderen, computeren, tv kijken, wandelen, enzovoort. Ook als

u ligt moet u eens proberen over te schakelen op buikademhaling. Het is de bedoeling dat het een tweede natuur wordt. Niet dat het een neurose wordt!

Doorademen tijdens inspanning met de handen
Doe de oefening van hierboven. Houd een klein balletje (tennisbal?) in de rechter hand. Knijp stevig in het balletje en ga intussen door met de ademhaling. Probeer te ademen alsof u niet aan het knijpen bent. Houd dit een minuut vol. Stop dan even en doe hetzelfde met het balletje in de andere hand. Doe het in totaal tweemaal een minuut links en tweemaal een minuut rechts.

Veel gemaakte fouten:
- Het ademen gaat goed, maar het knijpen verslapt.
- Het knijpen gaat goed, maar bij de ademhaling worden de fouten gemaakt die genoemd zijn bij het aanleren van buikademhaling.

Buikademhaling in stand
De buikademhaling wordt in stand geoefend zoals hierboven is beschreven bij het aanleren van buikademhaling in rugligging. Dus één hand op de buik en de andere op de borst. Ook nu is strakke kleding om de buik hinderlijk. Als het goed lukt probeer dan eens een stukje te lopen terwijl u op deze manier ademhaalt.

Doorademen tijdens tillen
De vorige oefening kan een beetje moeilijker worden gemaakt door tegelijkertijd te tillen. Houd een voorwerp van een paar kilo voor het lichaam met beide handen vast, bijvoorbeeld een tas met een paar flessen, of een klein krukje. Het voorwerp mag niet tegen het lichaam leunen. Blijf intussen bewust ademhalen op de manier die bij de eerdere oefening is geleerd: met de buik dus. Houd dit een minuut vol. Zet het voorwerp even neer en begin opnieuw. Doe het in totaal viermaal. De oefening is zwaarder te maken door het voorwerp op enige afstand van het lichaam vast te houden, of door een zwaarder voorwerp te nemen. Probeer het ook eens met een voorwerp in één hand. Als het goed lukt probeer dan eens een stukje te lopen tijdens de oefening.

Veel gemaakte fouten zijn:
- De fouten die kunnen worden gemaakt bij het aanleren van buikademhaling zonder te persen.
- Telkens stoppen met ademhalen.

Probeer ook door te ademen tijdens geringe inspanningen in het dagelijkse leven. Een inspanning is gering als u die zonder al te grote problemen een minuut kunt volhouden, bijvoorbeeld met een serveerblad van de ene kamer naar de andere lopen, of op straat lopen met een doos of tas boodschappen, of met een kind op de arm de trap op.

Tip: let eens op of u zucht nadat u een krukje, de boodschappen of het kind heeft neergezet. Als dat het geval is heeft u waarschijnlijk de ademhaling even stilgezet.

Oefentherapie 2: stabiliseren

Inleiding

Mechanisch gezien is het probleem bij bekkeninstabiliteit dat tijdens allerlei activiteiten te grote en ongecontroleerde bewegingen worden gemaakt in de SI-gewrichten, de symfyse en met de onderste twee lendenwervels. De meest efficiënte manier om die bewegingen onder controle te krijgen is door de twee bekkenhelften tegen elkaar te drukken. Aan de voorzijde komt daardoor druk op de symfyse en aan de achterkant worden de bekkenhelften tegen het heiligbeen gedrukt. Natuurlijk kan dat uitwendig gebeuren met een bekkenband, of met de handen van de therapeut. Beter is het als de spieren deze taak op zich nemen. De spieren die dat door hun ligging het beste kunnen, zijn de dwarse buikspieren en de spieren in de bekkenbodem (figuur 11.1). Het gaat daarbij vooral om het onderste deel van de dwarse buikspieren, het deel dat tussen de twee bekkenhelften loopt: het 'bikinigedeelte'. Het uiteindelijke doel is, dat deze spieren de hele dag een heel klein beetje zijn aangespannen en extra aanspannen tijdens activiteiten waarbij de bekkengewrichten extra worden belast. En dan ook nog zonder erbij na te denken.

Het lijkt een beetje ongeloofwaardig dat een spier vrijwel continu aangespannen is. Op het eerste gezicht zou je denken dat een spier alleen nodig is bij bewegen. Moet je dan toch spieren gebruiken als je niet beweegt? Ja, we hebben meer van dergelijke spieren. We hebben 24 uur per dag spierspanning nodig om de urine op te houden, overdag hebben we spieren nodig om de mond dicht en de ogen open te houden. Dag en nacht zijn spieren bezig om adem te halen. Kijk maar eens wat gebeurt als iemand doodgaat. De ademhaling stopt, de ogen sluiten zich, de mond gaat open en de urine loopt weg. In een slechte film zie je wel de ogen dichtgaan en houdt de acteur zijn adem even in, maar blijft de rest achterwege. Iemand die dood is blijft ook niet staan. Er zijn kennelijk spieren die de hele dag bezig zijn om ons op de been te houden. De dwarse buikspieren hebben ongeveer de waakzaamheid van de kauwspieren. De hele dag houden de kauwspieren de mond

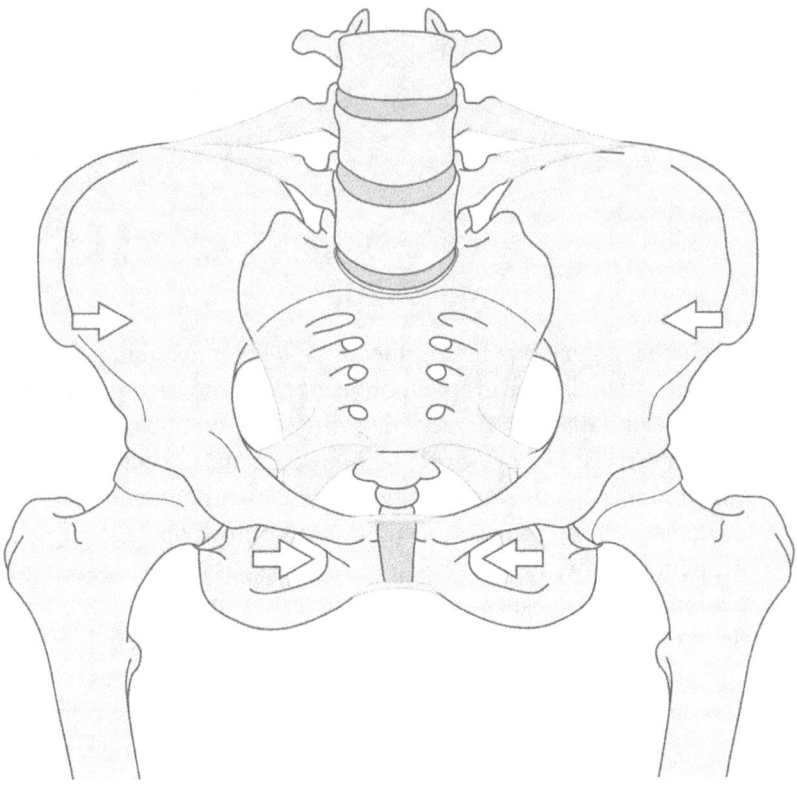

Figuur 11.1 Krachten inwerkend op het bekken bij aanspannen dwarse buikspieren en bekkenbodem. Door het aanspannen worden de twee bekkenhelften stevig tegen elkaar gedrukt.

gesloten; als we kauwen geven deze spieren extra spanning en als we slapen ontspannen ze vrijwel volledig. Als we onrustig slapen, knarsen we met de tanden. Als we moe zijn valt de mond open (geeuwen) en als we geconcentreerd met iets bezig zijn of verbaasd naar iets kijken 'vergeten' we het even en valt de mond open. Vooral kinderen hebben daar een handje van. De gewoonte onze mond gesloten te houden moet kennelijk worden geleerd.

Het nu volgende moet worden gezien als een schriftelijke begeleiding bij een trainingscursus. Iedere paragraaf hoort bij een volgende les. Zodra de oefeningen zonder problemen kunnen worden uitgevoerd, wordt een stapje verder gezet. De oefeningen werken het best als een deskundige vaststelt welke oefeningen nodig zijn en welke niet. Het heeft immers geen zin om iets te oefenen wat iemand al goed kan. Het is bovendien nodig dat een deskundige af en toe controleert of de oefeningen correct worden uitgevoerd. Op de website 'Cursistenservice' (http://www.cursistenservice.nl/2005/postcodezoeksysteem/zoeken.asp) is het mogelijk op postcode een gespecialiseerde oefen- en fysiotherapeut te vinden.

Het eerste wat patiënten moeten leren is de spieren zo goed onder controle te krijgen dat zij de spieren 'op commando' kunnen aanspannen.

Op commando aanspannen

DOEL

De dwarse buikspieren lopen in het bekken van links naar rechts, en kunnen de twee bekkenhelften bij elkaar houden (figuur 11.2). De dwarse buikspieren werken als een ingebouwde bekkenband. De kunst is om de spieren aan te spannen als het nodig is en rust te geven als het mag.

DE DWARSE BUIKSPIEREN LANGZAAM AANSPANNEN

Begonnen wordt weer met de buikademhaling zoals in hoofdstuk 10 beschreven. Heeft de patiënt dat een aantal malen achter elkaar goed uitgevoerd, dan volgt de opdracht om tijdens het laatste stukje van de uitademing de buik extra in te trekken. Als dat goed gebeurt, verandert het blazende geluid tijdens het intrekken van de buik niet. Ook nu weer wordt na de uitademing de buik 10-15 seconden in de bereikte stand gehouden. Als de dwarse buikspieren goed worden aangespannen is te zien dat de navel extra wegduikt, de taille smaller wordt en de buik plat. De oefening wordt in rugligging, in zijligging en in stand geoefend.

De patiënt kan de spanning in de spieren zelf voelen met de wijs- en middelvinger net aan de binnenzijde van de knobbeltjes links en rechts aan de voorzijde van het bekken. Als iemand ontspannen op de rug ligt kan op die plek gemakkelijk een putje in de buik worden gedrukt. Na het aanspannen is het moeilijker de buik in te drukken. Tijdens het aanspannen voel je dat de vingers uit het kuiltje worden gewipt.

Eventueel kan de oefening in kruiphouding worden gedaan. Die oefening is speciaal voor degenen die in stand en in rugligging hardnekkig fouten maken. Bij het oefenen in kruiphouding neemt de patiënt op handen en knieën plaats op de onderzoeksbank, de rug een beetje hol. De buik hangt dan. De ademhaling moet gewoon doorgaan en de rug moet hol blijven. De patiënt moet denken dat er een glaasje

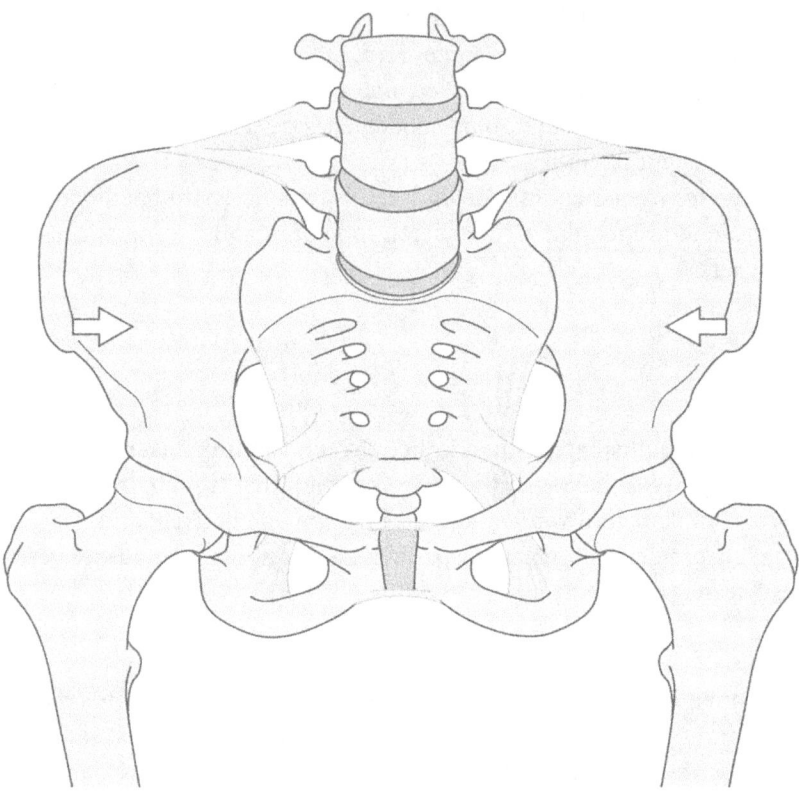

Figuur 11.2 *Plaats van de dwarse buikspieren in het bekken (het 'bikinigedeelte') en de krachten inwerkend op het bekken bij aanspannen dwarse buikspieren.*

water op de rug staat, dat tijdens het uitademen niet mag omvallen. Deze oefening kan thuis worden gedaan naast de spiegel. Voordeel van deze houding (vergeleken met rugligging) is dat vooral patiënten met een erg ruime, slappe buikwand beter voelen wat de bedoeling is. Nadeel is dat de patiënt de handen niet vrij heeft om te voelen wat er gebeurt.

DE DWARSE BUIKSPIEREN SNEL AANSPANNEN

Zodra de vermelde oefeningen goed worden beheerst, wordt geprobeerd het aanspannen van de dwarse buikspieren wat sneller uit te voeren. Het is de bedoeling dat de patiënt op commando de buik direct volledig aanspant. Dus zonder het hele ritueel van in- en uitademen, maar met hetzelfde resultaat. Meestal is dan te zien dat de buik wordt ingetrokken en de buik platter wordt. Er is één uitzondering. Soms zijn mensen zó slank dat ze een ingevallen buik hebben als ze ontspannen op hun rug liggen. Bij het aanspannen van de dwarse buikspieren wordt de buik plat en komt de buik bij hen dus omhoog. Let op: als de buik bij hen vervolgens bol gaat staan is de patiënt kennelijk aan het persen; dat is niet de bedoeling. Als de patiënt zowel in rugligging als in stand goed aanspant gaat de patiënt leren het aanspannen te combineren met kracht zetten.

DE DWARSE BUIKSPIEREN LANG AANSPANNEN

Zodra het lukt om de dwarse buikspieren op commando goed aan te spannen wordt geprobeerd om de spanning een minuutje vast te houden en intussen oppervlakkig adem te halen. Daarvoor wordt de bovenbuik gebruikt. De kunst is om het 'bikinigedeelte' van de buik plat te houden en intussen het stuk buik erboven te gebruiken om adem te halen.

FOUTEN BIJ HET AANSPANNEN

Op vele manieren kan het misgaan bij het aanspannen van de dwarse buikspieren. Opvallend is dat een zwangere met een flinke, strak gespannen buik het vaak sneller leert dan gemiddeld en dat patiënten met een slappe buik er meer moeite mee lijken te hebben.

Inademen

De meest gemaakte fout is dat de patiënt inademt en de borst opzet als gevraagd wordt de buik in te trekken. Bij het uitademen wordt de buik weer wat boller en wordt bij het inademen weer ingetrokken. De patiënt maakt dus een borstademhaling. De buik beweegt tijdens het ademen precies in de andere richting dan de bedoeling is. Er zijn verschillende foefjes om de patiënt te leren wat de bedoeling is.
We vragen de patiënt een ballon op te blazen. Mensen met een verstoord coördinatiepatroon bollen de buik op bij het persen. Het is niet moeilijk de patiënt te leren dat tijdens het blazen de buik niet boller maar platter moet worden. De ribben bewegen bij dit blazen niet. Anders gezegd: we vragen een buikademhaling en geen borstademhaling. Dit is ook een goede oefening om de dwarse buikspieren sterker te maken. Het is nog beter als de patiënt aan het eind van het uitblazen de buik 10-15 seconden in de uitgeademde stand vasthoudt. Het extra aanspannen van de bekkenbodem is daarbij zeer gewenst. Opvallend is dat (goede!) zangers deze techniek erg snel leren.
Het helpt soms ook de patiënt te vragen eens 'ksssjt' te zeggen, het geluid dat je doorgaans maakt als je een kat wegjaagt. Pas op: sommige patiënten zijn in staat dit geluid te maken met opbollen van de buik.

Onderste deel van de dwarse buikspieren niet aanspannen

Een enkele keer wordt het bovenste gedeelte van de buik correct ingetrokken, maar blijft het onderste gedeelte (het 'bikinigedeelte') achter, en soms bolt het onderste gedeelte zelfs op zodra het bovenste deel van de buik goed is ingetrokken ('waterbedfenomeen'). Om de patiënt te laten voelen wat er gebeurt kan het volgende worden gedaan. De patiënt wordt gevraagd om een hand dwars op de onderbuik te leggen met de pink net op de symfyse en de rest van de hand op de buik. Vervolgens moet de patiënt proberen de buik onder de hand naar binnen te trekken. De hand blijft daarbij met de pink op de symfyse liggen. Het gevolg is dat tijdens het intrekken een kleine ruimte ontstaat tussen de duimzijde van de hand en de onderbuik. Indien de patiënt het onderste stuk van de buik aanspant en het bovenste stuk niet, is er geen probleem.

Bij het ballon opblazen kan dit waterbedfenomeen ook voorkomen. Het is belangrijk dat de patiënt dat eerst afleert voordat met ballonblazen geprobeerd wordt de kracht van de dwarse buikspieren te vergroten.

Bekken kantelen

Een andere fout die vaak voorkomt is het (achterover)kantelen van het bekken wanneer gevraagd wordt de buik in te trekken. De meeste patiënten kunnen dat zonder al te grote problemen corrigeren als hun wordt uitgelegd dat het niet de bedoeling is. Het kantelen van het bekken is het mooiste zichtbaar te maken in kruiphouding. Tijdens het kantelen van het bekken is dan goed te zien dat de rug minder hol wordt (dan 'valt het glaasje water om'). Als de patiënt de behoefte heeft om te kantelen mag dat wel naar de andere kant (holler maken van de rug).

Het achteroverkantelen wordt veroorzaakt doordat de patiënt de rechte en schuine buikspieren te veel gebruikt en de rugspieren te weinig. Soms door het aanspannen van de billen. Dat is niet het gewenste aanspanningspatroon. Om te kunnen controleren of de patiënt deze fout maakt moet het bekken niet 'op slot' staan. Met de benen gestrekt (in stand of rugligging) is het niet simpel te controleren of de patiënt deze spieren aanspant. Ook niet met een bolle rug in kruiphouding. Het helpt vaak als de patiënt in rugligging een hand in de holte van de rug legt. Zo is te voelen wanneer het misgaat.

Dwarse buikspieren aan de schuine buikspieren koppelen

Een variant op het voorgaande is dat de patiënt het aanspannen van de dwarse buikspieren koppelt aan het aanspannen van de schuine buikspieren. Onderzoek heeft aangetoond dat de SI-gewrichten goed worden gestabiliseerd door het aanspannen van de dwarse buikspieren, en dat het aanspannen van de dwarse buikspieren in combinatie met twee schuine buikspieren minder stevigheid geeft aan de SI-gewrichten. Het zou wel eens kunnen dat het aanspannen van de twee schuine buikspieren vaak gepaard gaat met verhoging van de druk in de buikholte, waardoor dus de bekkenhelften uit elkaar in plaats van tegen elkaar worden gedrukt (zie hoofdstuk 10). Bovendien is het op deze wijze aanspannen van de buikspieren niet te combineren met ademhalen. Bij het vaststellen en afleren van deze foute techniek is instructie met echografie vaak onontbeerlijk.

Dwarse buikspieren aan de heupspieren koppelen

Uiteraard kan er een koppeling bestaan tussen het aanspannen van de dwarse buikspieren en elke andere spier in het lichaam. Bekend zijn grimassen, het aanspannen van de nekspieren en het maken van een vuist. Het aanspannen van spieren 'op afstand' van het bekken is niet zo'n probleem. De patiënt kan zijn gang gaan zonder dat de stabiliteit van het bekken daardoor wordt beïnvloed. Lastiger is het als de patiënt de heupspieren aanspant tijdens stabiliseren, omdat spanning in de heupspieren belastend is voor de banden van de bekkengewrichten. Op zich is het niet verkeerd als de patiënt leert een koppeling te maken tussen het aanspannen van de heupspieren en de stabiliserende spieren. Dat is soms zelfs zeer gewenst. Maar het gaat te ver als de patiënt niet anders kan, en bijvoorbeeld de gewoonte heeft om altijd de billen aan te spannen bij het aanspannen van de dwarse buikspieren. Immers, met aangespannen billen kun je niet hardlopen. Koppeling is goed, gedwongen koppeling niet. Een ander voorbeeld: als een voetballer een schop tegen een bal geeft met de binnenkant van zijn voet, is het zeer gewenst dat tijdens het aanspannen van de spieren aan de binnenzijde van het bovenbeen de dwarse buikspieren het bekken beschermen. Maar de beenspieren moeten niet constant zijn aangespannen tijdens het aanspannen van de dwarse buikspieren, bijvoorbeeld tijdens het hardlopen. Als die koppeling er wel is, gaat de patiënt verkrampt lopen.

Gebruik van de dwarse buikspieren tijdens zware krachtsinspanning

De volgende stap in de trainingsopbouw is om de hierboven beschreven oefeningen te doen tijdens handelingen waarbij meer steun van het bekken vereist is. Het gaat daarbij om zware belasting die van korte duur is (piekbelasting). Eerst wordt geoefend liggend op de rug en op de zij en later in stand.

OEFENEN IN RUGLIGGING

De patiënt ligt op de rug met de benen gebogen. Als bij het uitvoeren van de beenheftest is gebleken dat het veel uitmaakt als de patiënt met de zijkant van de billen op een klein kussentje ligt, is het aan te bevelen ook tijdens het oefenen een kussentje te gebruiken.
Vervolgens plaatst de patiënt een grote bal tussen de knieën en spant de dwarse buikspieren zoals eerder beschreven. Ze klemt de bal wat steviger tussen de knieën. Ze houdt dit 10-15 seconden vast, ontspant dan eerst de benen en daarna de buik. De oefening wordt 20 maal herhaald. Als het technisch erg goed gaat is de oefening zwaarder te maken door de knieën harder tegen elkaar te drukken.

Veel gemaakte fouten:
- Zodra de benen de bal steviger omklemmen, wordt een van de fouten gemaakt die genoemd zijn onder 'op commando aanspannen'. Als de patiënt het goed doet, gebeurt er met het bekken en de buik niets op het moment dat de bal steviger wordt omklemd.
- Bij het ontspannen van de benen ontspant de buik te vroeg. Als het precies tegelijkertijd gebeurt is het nog net goed. Veiliger is het eerst de benen te ontspannen en een tel later pas de buik.
- De benen worden te krachtig naar elkaar gedrukt. Er moet een evenwicht worden gevonden tussen de kracht waarmee het bekken wordt beschermd door de buikspieren en de kracht waarmee het bekken wordt belast door de beenspieren. Voorkomen moet worden dat de beenspieren zo hard aanspannen dat ze het ruimschoots winnen van de buikspieren. Een scherpe pijn rond het schaambeen zou erop kunnen wijzen dat de beenspieren te krachtig worden aangespannen. Het is dan beter om de techniek eerst een paar weken op een lager niveau te oefenen om daarna geleidelijk de kracht op te voeren.

OEFENEN IN ZIJLIGGING

De patiënt gaat op de linker zij liggen met de benen iets gebogen. Het rechter been ligt precies hetzelfde als het linker. Ze spant de dwarse buikspieren zoals eerder beschreven. Vervolgens tilt ze de rechter knie een klein stukje op. De enkels blijven tegen elkaar. Ze houdt dit 10-15 seconden vast, legt dan eerst het been terug en ontspant pas daarna de buik. De oefening wordt 2 minuten op de linker zij gedaan en daarna 2 minuten op de rechter. Als het technisch erg goed gaat is de oefening zwaarder te maken door ook de enkel op te tillen en eventueel nóg zwaarder door bovendien het been te strekken.

OEFENEN IN STAND

Voor deze oefening is een katrol met een gewicht eraan nodig (op sportscholen heet dat een pulley). De patiënt staat en spant de dwarse buikspieren aan. Vervolgens trekt ze met één hand aan het touw. Het is belangrijk dat daarbij de romp stilstaat. Ze houdt dit 10-15 seconden vast, ontspant dan eerst de arm en daarna de buik. De oefening wordt 20 maal herhaald. De oefening wordt gedaan met de linker en rechter arm en met het gezicht naar de katrol en met de rug naar de katrol (in totaal dus viermaal 20 herhalingen). Als het technisch erg goed gaat is de oefening zwaarder te maken door een zwaarder gewicht aan de katrol te hangen. In plaats van een katrol met een gewicht kan ook een stevig stuk elastiek worden gebruikt (bijv. een dynaband of de binnenband van een fiets) dat aan een deurknop of een cv-radiator is vastgemaakt. De oefening kan zwaarder worden gemaakt door iets verder weg te gaan staan van de deurknop of radiator.

Oefenfrequentie

Coördinatieoefeningen moeten vaak worden herhaald. Het moet een automatisme worden. Twee series per dag is het minimum. Een maximum is er niet. Er zijn oefentherapeuten die werken met series van wel honderd herhalingen achter elkaar. Om te voorkomen dat de patiënt een verkeerd patroon aanleert moet zij niet oefenen als zij doodmoe is en ook niet proberen zo krachtig mogelijk aan te spannen. Uit onderzoek blijkt dat patiënten op een niet-gewenst ademhalingspatroon overschakelen als ze iets moeten doen wat veel moeite kost. Dit gebeurt bij de meeste mensen (zowel patiënten als gezonden) als ongeveer 80% van de maximale prestatie moet worden geleverd. Om dezelfde reden moet zij de eerste tijd vaak worden gecontroleerd, bijvoorbeeld een- à tweemaal per week. Als bij controle blijkt dat zij het goed doet, blijkt ook vaak dat zij steeds krachtiger kan aanspannen zonder in de fout te gaan. Ook nu weer kan instructie met behulp van echografie enorm nuttig zijn.

Stabiliseren tijdens dagelijkse activiteiten

Geleidelijk moet het geleerde worden toegepast in het dagelijkse leven. De patiënt wordt daartoe aangespoord. De hierboven beschreven techniek is bedoeld voor piekbelastingen. Bijvoorbeeld: een doos boodschappen tillen, zich omdraaien in bed, een zwemslag maken, de bocht omgaan met een kar vol boodschappen, een zware deur optrekken of openduwen. De techniek moet ook worden gebruikt bij hoesten en niezen. De patiënt kan proberen te oefenen door te hoesten met een aangespannen onderbuik. Tijdens de therapie kunnen de activiteiten op de juiste wijze worden geoefend. Uiteindelijk moet het een automatisme worden.

Soms is het nodig om per patiënt te inventariseren met welke activiteiten een patiënt in het dagelijkse leven nog moeite heeft. Vaak vermijdt de patiënt die activiteiten. Zo kan het gebeuren dat een ziekenverzorgster in de oefensituatie heel wat kan, maar nog niet gaat werken omdat zij bang is het tillen van patiënten niet aan te kunnen. Een therapeut kan dat gegeven gebruiken door het tillen in het oefenprogramma te verwerken. Het is dan het beste om met kleine gewichtjes te beginnen in een oefenzaal met therapeut en te eindigen met patiënten verzorgen zonder therapeut.

12 Oefentherapie 3: conditietraining

Inleiding
Alle patiënten met bekkeninstabiliteit hebben na verloop van tijd een slechte algemene conditie. Het is belangrijk de conditie weer op te krikken, omdat een patiënt die moe is weer snel in de oude fout vervalt. Lastig is, dat aan de algemene conditie niet veel is te doen zolang de patiënt veel pijn heeft en een slechte coördinatie heeft. Zodra de coördinatie goed is, gaat het opbouwen van de conditie in drie stappen:
1 fietsen, roeien, zwemmen;
2 hardlopen;
3 volleybal, tennis, handbal, voetbal.

Conditietraining 1
Conditietraining bestaat vooral uit het verbeteren van de hart- en longfunctie; de training wordt ook wel cardiofitness genoemd. Hart en longen worden pas getraind indien meer dan een zesde deel van alle spieren tegelijk gebruikt worden. Probleem is dat de patiënt in het begin nog niet in staat is grote schokken op te vangen die door de rug en het bekken gaan. Fietsen, roeien en zwemmen zijn in deze fase ideaal: veel spieren worden tegelijkertijd gebruikt en er gaan geen grote schokken door het lichaam. Bijkomend voordeel van fietsen, roeien en zwemmen is, dat de patiënt de inspanning zeer geleidelijk kan opvoeren. Deze manier van uitbreiden van activiteiten wordt in de revalidatie 'graded activity' genoemd. De opbouw bevat elementen uit de gedragstherapie en uit de sportgeneeskunde. Het programma kan wel zes maanden in beslag nemen. Coaching door een fysio- of oefentherapeut is noodzakelijk. Een goede opbouw moet voldoen aan de volgende tien regels:
1 Eénmaal per week oefenen is te weinig.
2 Tweemaal per 48 uur oefenen is te vaak.
3 Na het oefenen moet de patiënt binnen 36 uur hersteld zijn van de toegenomen pijn en vermoeidheid.

4 De bewegingen moeten normaal worden uitgevoerd (alsof er geen pijn wordt gevoeld).
5 Pijn tijdens het oefenen betekent niet dat de oefening te zwaar is; geen pijn wil niet zeggen dat de oefening te licht is.
6 De slaap mag niet ernstig worden verstoord door de training.
7 De oefening is elke keer even zwaar, maar mag na verloop van tijd zwaarder worden gemaakt (10% tot maximaal 20%).
8 Het besluit om zwaarder te gaan trainen wordt niet gemaakt tijdens de oefeningen.
9 Als de training eenmaal zwaarder is gemaakt, mag de patiënt niet meer terug naar een lichter niveau.
10 Elke vier weken moet een verbetering zichtbaar en meetbaar zijn van het prestatieniveau of van een van de klachten.

Soms is zelfs de lichtste training te zwaar. Bijvoorbeeld: na 10 minuten fietsen of zwemmen in een zeer laag tempo duurt het keer op keer meer dan 36 uur om te herstellen van pijn en vermoeidheid. De patiënt is dan kennelijk nog niet toe aan conditietraining, of er moet naast de conditietraining een andere behandeling worden gegeven (bijv. pijnstillers). Het is de kunst van de therapeut dat hij weet in te schatten wanneer een poging veel kans van slagen heeft. Sommige patiënten moeten worden afgeremd, andere worden gestimuleerd.

Soms traint een patiënt op een te laag niveau. Dit is meestal te merken doordat de patiënt na afloop van een training steeds binnen twee uur hersteld is van pijntoename en vermoeidheid. Bij een volgende gelegenheid kan de oefening dan zwaarder worden gemaakt.

Begonnen wordt met 10 minuten. In het begin wordt de tijdsduur stapsgewijs verlengd tot 20 minuten. De verzwaring is 10 tot 20%. Bijvoorbeeld: van 10 minuten wordt 12 minuten gemaakt, van 12 minuten wordt 14 gemaakt, enzovoort. Als iemand 20 minuten zonder al te grote problemen kan trainen wordt het tempo vervolgens opgevoerd. Bijvoorbeeld: 14 baantjes zwemmen in 20 minuten wordt 15 en bij de volgende stap wordt van 15 16 gemaakt.

Belangrijk is dat de training volgens een van tevoren vastgesteld schema verloopt. Als de patiënt dus in overleg met de therapeut volgende week maandag, woensdag en vrijdag 12 minuten gaat fietsen met een snelheid van 14 km per uur, dan mag daarvan niet worden afgeweken. Heeft de patiënt een slechte dag, dan moet toch het schema aangehouden worden. Voelt de patiënt zich in opperbeste conditie, dan mag er die week niet méér worden gedaan. Voor de week erna kunnen weer nieuwe afspraken worden gemaakt.

Indien de patiënt 20 minuten op een redelijk hoog tempo presteert kan een begin worden gemaakt met conditietraining 2. Veel patiënten stellen niet zulke hoge eisen aan hun lijf en vinden het best om na conditietraining 1 te stoppen. Om de opgebouwde conditie op peil te houden is het wel nodig eenmaal per week te trainen, of een andere inspanning te verrichten die daarmee kan worden gelijkgesteld. Als mensen in hun dagelijkse leven erg actief zijn (trappenlopen, tuinieren, wandelen, met boodschappen en kinderen sjouwen, fietsen) is het niet nodig om met sporten de conditie op peil te houden.

Conditietraining 2

Bij hardlopen moet de patiënt de schokken in het lichaam opvangen. Dat vereist dat de conditie al een stukje is opgebouwd. Het is handig als eerst op een loopband wordt gehold. De schokdemping wordt dan voor het grootste deel verzorgd door de vering in de loopband en de therapeut krijgt de kans de patiënt over eventuele angsten heen te helpen en te wijzen op technische foutjes. Volgens de principes die vermeld zijn bij conditietraining 1 wordt de training uitgebreid. Ook nu is het in het begin belangrijk dat het er netjes uitziet. Zodra de patiënt 20 minuten kan hardlopen is het mogelijk om desgewenst een begin te maken met conditietraining 3.
NB Paardrijden, schaatsen, skiën, dansen, snelwandelen, 'nordic walking', oefenen op een crosstrainer en steps zitten ergens tussen conditietraining 1 en 2.

Conditietraining 3

Onder conditietraining 3 vallen onder meer volleybal, tennis, handbal en voetbal. Het verschil met hardlopen is dat er een onverwacht element in zit: een bal en soms ook nog een tegenstander of teamgenoot die tegen je aanloopt. In dit stadium is de persoon nauwelijks patiënt meer. Het is voor een patiënt met veel klachten goed te beseffen dat deze sporten veel eisen van de rug en het bekken. Het zou jammer zijn als een patiënt die na het tennissen steeds rugpijn heeft, stopt met alle sporten. Het is dan beter te adviseren één of twee stapjes terug te gaan in de trainingsopbouw om daarna geleidelijk op te bouwen om uiteindelijk weer te kunnen tennissen.

Patiënten vragen zich vaak af wanneer de pijn minder wordt. Dat weet de behandelaar niet. Meestal wordt de pijn tijdens de therapie geleidelijk minder. Maar het is mogelijk dat de patiënt aan het einde van het revalidatieprogramma vrijwel alles weer kan, terwijl de pijn onveranderd is.
Het is niet goed om de vorderingen tijdens de behandeling uitsluitend

af te meten aan de hand van vermindering van pijn. Het gaat bij het revalideren van bekkeninstabiliteit om het verbeteren van coördinatie, kracht en uithoudingsvermogen, afname van vermoeidheid, verbetering van het slapen, hervatting van sport, hobby's en werk, het laten staan van hulpmiddelen en medicijnen en, in de laatste plaats, om het verminderen van pijn. Vaak zal de patiënt aan het begin van de therapie de geboekte winst vooral gebruiken om de therapie zwaarder te maken. Met als gevolg dat de pijn gelijk blijft, maar de patiënt wel steeds meer doet. Aan het eind van de revalidatie kunnen de activiteiten gelijk blijven en kan de winst worden gebruikt om het gebruik van hulpmiddelen en medicijnen te beëindigen. Grofweg kan worden gesteld dat het pas echt slecht gaat met een revalidatiebehandeling als op alle onderdelen in een periode van vier weken geen enkele verbetering is geboekt.

13 Bekkenbanden

Inleiding

Oefentherapie is het hart van de behandeling van de meest voorkomende vorm van bekkeninstabiliteit (type II). Vaak merkt de patiënt pas na een maand of drie therapie dat zij tot meer in staat is. In de tussentijd gaat het leven gewoon door. Een zwangere moet vaak nóg langer wachten op verbetering. Het zou prettig zijn als de patiënt met een paar simpele maatregelen al snel flinke winst zou kunnen boeken. Deze winst is vaak te realiseren met een bekkenband of medicatie. Belangrijk is dat patiënt én behandelaar beseffen dat de maatregelen niet genezend werken maar vooral verzachtend. Desondanks kunnen de verzachtende maatregelen helpen om weer energie op te bouwen en daarmee bijdragen aan een betere uitvoerbaarheid van de oefentherapie. In de zwangerschap kan een bekkenband helpen een moeilijke periode te overbruggen; immers, de kans op spoedig herstel na de bevalling is heel groot.

Soorten bekkenbanden

EENVOUDIGE BEKKENBAND

Veel bekkenbanden worden als een riem rond het bekken gedragen. De achterliggende gedachte is dat de twee bekkenhelften tegen elkaar gedrukt moeten worden. Het verschil tussen de ene en de andere band zit meer in het gebruiksgemak dan in het effect. Een voorbeeld van een band is die van Rafys, anatomisch gevormd (Rafys, model 3222; zie hoofdstuk 23 voor het adres). De band is aan de voorzijde 5 cm breed, en aan de achterzijde 7 cm en sluit met klittenband (figuur 13.1). De band wordt aangebracht net onder de twee knobbeltjes aan de voorzijde van de bekkenkam. Sommige patiënten geven de voorkeur aan een band laag om het bekken (ter hoogte van de symfyse). Nadeel van die plek is dat de band aan de zijkant over het breedste stuk van de heupen loopt; dat is vaak gevoelig en heeft tot gevolg dat de band gemakkelijk naar boven of beneden schuift. Rafys brengt verschillende varianten op de markt (o.a. een extra lange van 140 of 160 cm), maar het idee is in grote lijnen steeds hetzelfde. De Serolaband uit de Verenigde Staten werkt volgens hetzelfde principe.

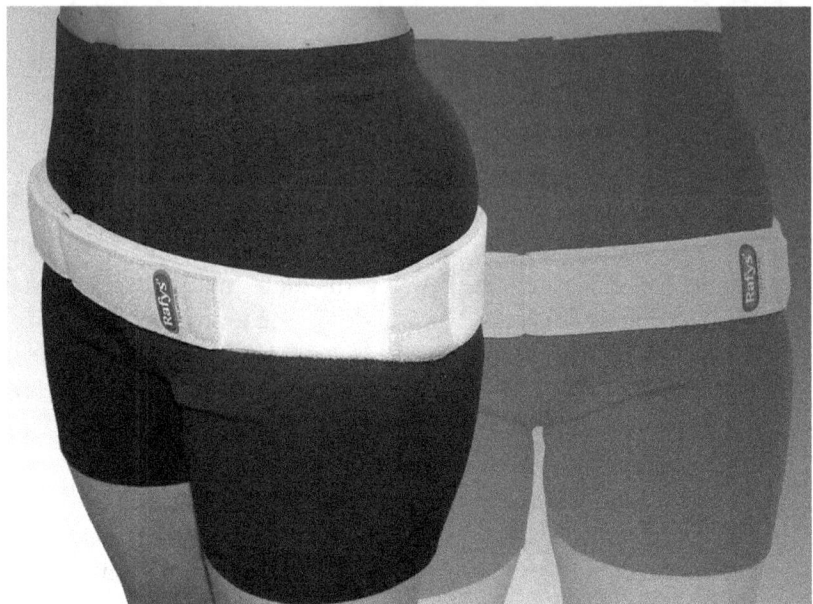

Figuur 13.1 *Bekkenband Rafys 3222.*

BEKKENBAND ERASMUS

Er zijn twee bijzondere bekkenbanden die niet onbesproken kunnen blijven. De Erasmusband is er één van (van GM Medical Bracing, voor adres zie hoofdstuk 23). Het idee achter de band is, dat vooral de voorkanten van het bekken naar elkaar moeten worden gedrukt (figuur 13.2). Het bekken wordt wel vergeleken met een wasknijper: als je er aan de ene kant in knijpt gaat de wasknijper open en knijp je aan de andere kant dan gaat hij dicht. Voor een bekken streven we ernaar dat de beide bekkenhelften aan de voorzijde tegen elkaar worden gedrukt; druk tegen de bekkenhelften aan de achterkant zou een averechts effect hebben. Of het ook echt zo werkt met de Erasmusband is niet bekend. Het is wel duidelijk dat de Erasmusband bij een deel van de patiënten veel beter werkt dan de riemvormige band. Bijkomende voordelen van de band zijn dat hij een beetje ontspant als je gaat zitten (dus in een situatie waarin je hem niet hard nodig hebt), en dat hij niet drukt op de zijkant van de heupen (die is soms erg gevoelig). De band is verkrijgbaar in zes maten (van XS tot XXL). Nadeel is dat de band, in verhouding met de andere banden, duur is en niet meer past als de omvang van de buik sterk verandert.

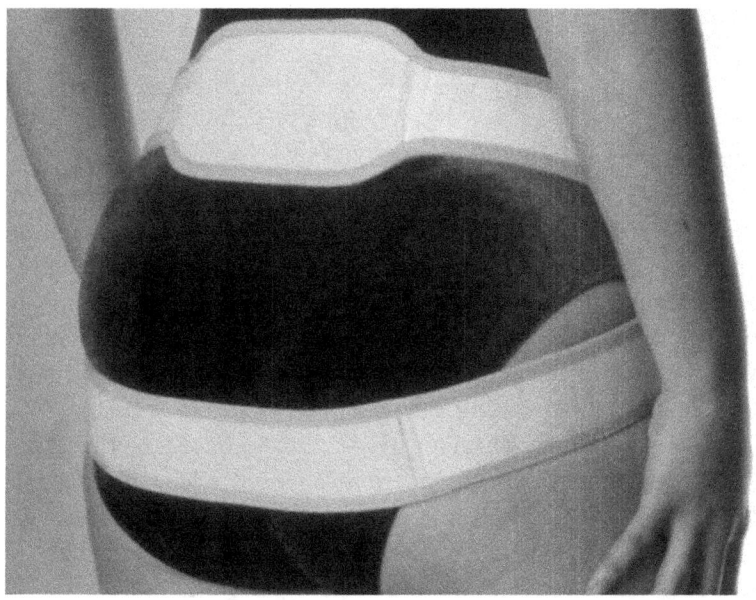

Figuur 13.2 GM Bekkenband Erasmus.

BEKKENBAND VAN DIRK VAN DER MEULEN

De instrumentmaker Dirk van der Meulen heeft in 1997 een totaal andere bandage bedacht dan gebruikelijk. De band is vrij breed en een deel van de bandage loopt onder het kruis door. Het geheel heeft daardoor de vorm van een sportbroekje. Het idee dat aan de band ten grondslag ligt is dat op meerdere plekken druk moet worden uitgeoefend op het bekken. De ontwerper heeft het zelfs over 24 krachten. De ontwerper van de band is vrijwel de enige die ermee werkt. De weinige patiënten die ik ken die ervaring hadden met het dragen van zo'n band waren er goed over te spreken.

STEUNBROEKJES

Veel zwangeren vinden het prettiger om een steunbroekje te dragen ('pantybroekje') dan een bekkenband. Het voordeel van een steunbroekje boven een bekkenband is dat de buik ook wordt gesteund. Een bekkenband bij een zwangere heeft het nadeel dat hij gemakkelijk klem komt te zitten tussen de buik en de bovenbenen van de vrouw, vooral wanneer zij zit. Bij steunbroekjes is dat probleem veel minder.

Nadeel van steunbroekjes is dat ze niet meer passen als de buikomvang sterk verandert, wat in de loop van de zwangerschap kan gebeuren en na de bevalling.

SLUITLAKEN

Tot de jaren zestig, zeventig van de vorige eeuw is het in Nederland altijd gewoonte geweest om na de bevalling een sluitlaken te dragen. Daar werd een speciale doek voor gebruikt die met een rijgveter werd aangesnoerd. Het was ook de gewoonte dat het sluitlaken na enkele weken werd vervangen door een korset; dat werd de rest van het leven gedragen. In één generatie is Nederland massaal afgestapt van sluitlakens. Het was in de jaren zestig, zeventig mode om alles in twijfel te trekken wat onze ouders als goede gewoonte beschouwden. Tegelijk met het sluitlaken verdween ook de gewoonte om tien dagen streng rust te houden na de bevalling. De vraag is nog steeds of het wel verstandig was om deze gebruiken af te schaffen. In veel landen is het nog steeds gewoonte om de kraamvrouw in te wikkelen. In Indonesië wordt daarvoor een doek van vele meters lang gebruikt (een 'gurita'). In de Verenigde Staten wordt een steun van elastisch materiaal gebruikt. Soms wordt de steun wel zes weken gedragen.

Het verschil tussen een sluitlaken en een bekkenband is dat ook de buik gesteund wordt. Tegenwoordig is een meer modieuze variant te verkrijgen bij Motherwear (figuur 13.3).

Een goed alternatief voor een sluitlaken is een steunbroekje. Dat heeft als voordeel boven het sluitlaken dat het aan- en uittrekken gemakkelijker gaat.

Gebruik van een bekkenband

Bekkenbanden kunnen zowel over de onderbroek worden gedragen als over de bovenkleding. Het is aan de ene kant prettig om hem onder de kleren te dragen, zodat niet iedereen hoeft te zien dat je een bekkenband draagt, aan de andere kant heeft het dragen boven de kleding het voordeel dat je de band gemakkelijk strakker en losser kunt doen.

Geadviseerd wordt om een bekkenband uitsluitend te dragen bij veel klachten en dan nog in overleg met een arts of therapeut. De band moet alleen worden gebruikt tijdens belastende situaties. In de praktijk betekent dat: tijdens lang staan en lang lopen. Er is niets op tegen om hem ook te gebruiken tijdens zitten, liggen of fietsen als de patiënt merkt dat het aangenaam is. Het is raadzaam om de band elk uur even 5-15 minuten af te doen.

Of de band geschikt is, kan worden uitgetest met de beenheftest. De

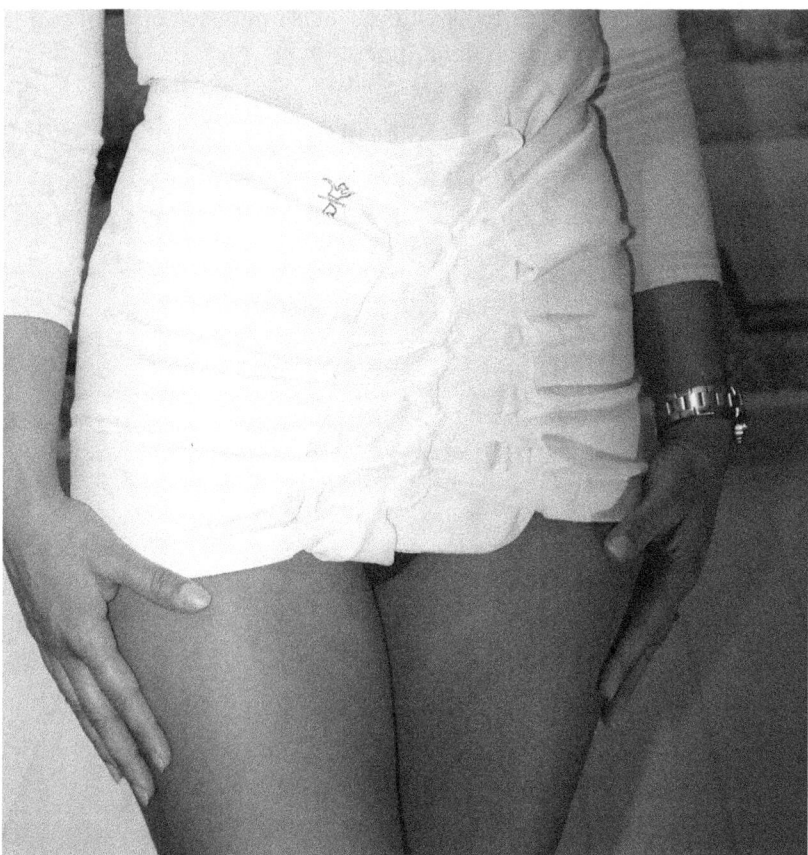

Figuur 13.3 *Een modern sluitlaken van Motherwear.*

patiënt gaat op de rug liggen en tilt één voor één het gestrekte been een klein stukje omhoog. Daarna probeert zij het nog eens, maar nu met band. Als de band geschikt is merkt de patiënt onmiddellijk dat het optillen van het been gemakkelijker gaat. Met de test is ook te controleren hoe strak de band moet zitten. Begin met heel strak, en daarna steeds een beetje losser tot de band niet meer helpt. Doe hem zo strak dat hij nog net helpt.
De band is vooral bedoeld om op korte termijn beter te kunnen functioneren. Het effect bij langdurig gebruik is nooit onderzocht. De indruk bestaat dat het gebruik van een bekkenband als enige therapie op de lange duur averechts werkt, en indien gebruikt in combinatie met oefentherapie een gunstig effect heeft. Het is een misverstand te denken dat iemand spierzwakte krijgt door af en toe een uurtje een bekkenband te dragen. Het alternatief voor het rondlopen met een

bekkenband is vaak: op de bank zitten. Het is onlogisch om de band te dragen tijdens het doen van oefeningen.

14 Medicatie

Inleiding

Pijnstilling bij bekkeninstabiliteit is niet anders dan bij pijn door andere oorzaken. Opvallend is dat pijnstillers weinig helpen als de patiënt oververmoeid is. Het is dan effectiever de vermoeidheid te behandelen dan de pijn.
Vaak wordt niet optimaal gebruik gemaakt van de mogelijkheden van pijnstilling door medicatie. De ene patiënt is te terughoudend met het gebruik van pijnstillers, de andere verwacht er te veel van.

Soorten pijnstillers

Medicijnen tegen pijn zijn in twee groepen te verdelen: pure pijnstillers en pijnstillers die ook ontstekingsremming geven. De bekendste vertegenwoordiger van de eerste groep is paracetamol (Panadol). Het middel onderdrukt gedurende enige uren (een deel van) de pijn en doet verder niets. Twee andere middelen uit deze groep zijn codeïne en tramadol (Tramal, Tramagetic). Behalve pijnstilling geven deze laatste twee ook wat sufheid. Dat is vaak een ongewenste bijwerking, maar bij slaapproblemen of spanning soms 'mooi meegenomen'.
Van ontstekingsremmers is het effect breder. Ontstekingsremmers worden ook wel antireumatica genoemd. Bekendste vertegenwoordigers zijn diclofenac (Voltaren), ibuprofen (Advil, Brufen, Femapirin, Nurofen) en naproxen (Aleve, Naprocoat, Naprosyne, Naprovite, Nycopren). Als iemand met een ontstoken knie zo'n middel twee dagen gebruikt neemt niet alleen de pijn af, maar is de knie ook minder dik. Als de patiënt dan meer gaat doen omdat hij zich beter voelt, is dat ook verantwoord: de knie is minder kwetsbaar. Bij ongeveer 5% van de gebruikers van ontstekingsremmers treden een of meer bijwerkingen op waardoor het gebruik moet worden gestopt: maagpijn, misselijkheid, vocht vasthouden, hoofdpijn. Extra terughoudend moet met pijnstillers en ontstekingsremmers worden omgegaan tijdens zwangerschap en door vrouwen die borstvoeding geven.

Indicatie voor pijnstillers

In principe kan bij hinderlijke pijn gebruik worden gemaakt van pijnstillers. In het algemeen worden in de geneeskunde pijnstillers gebruikt bij hevige pijn, vooral als verwacht wordt dat de pijn van korte duur is, zoals na een ongeval of een operatieve ingreep. Rug- en bekkenpijn voldoet daar meestal niet aan. In de praktijk is bovendien gebleken dat het effect van pijnstillende medicatie bij rug- en bekkenpijn meestal matig is. Toch worden pijnstillers bij bekkenpijn wel gebruikt, vooral door patiënten met ernstige klachten. Het gebruik van pijnstillers bij bekkeninstabiliteit is nooit een opzichzelfstaande behandeling. Het gebruik moet dan ook altijd worden afgestemd met de fysio- of oefentherapeut en de arts. Pijnstillers hebben vooral tot doel de oefentherapie mogelijk te maken. Uiteindelijk moet het bewegingspatroon verbeteren en moeten de kracht en de conditie toenemen. Als die doelen zijn bereikt, lukt het vaak om de medicatie te verminderen en uiteindelijk te staken, zonder dat de pijn terugkomt.

Problemen bij het gebruik van pijnstillers

TE HOGE VERWACHTINGEN

Patiënten klagen wel eens dat ze ondanks pijnstillers toch nog pijn voelen. Ik heb het geloof ik nog nooit meegemaakt dat iemand door pijnstillers pijnvrij was. Het is al mooi als de scherpe punten er af zijn. Dat geringe effect kan genoeg zijn om een proces op gang te brengen dat uiteindelijk leidt tot een stapsgewijs herstel.
Het komt bij patiënten met bekkenpijn nogal eens voor dat pijnstillers helemaal niets doen. Het is logisch dat de patiënt dan stopt. Maar opvallend is dat dat vaak niet gebeurt. Ik hoor wel zeggen: 'Dat middel helpt niet, maar ik gebruik het wel, want je moet toch wat.' Of 'Ik gebruik dat middel al maanden, maar ik heb niet het idee dat het iets doet.' Als het niet duidelijk is of een middel effect heeft of niet is het de moeite waard het middel op proef eens een week te laten staan.

ANGST VOOR SCHADE

Ten onrechte wordt vaak gedacht dat het gevaarlijk is voor het bekken om pijnstillers te gebruiken. Patiënten hebben daarbij het idee dat ze met pijnstillers als een zombie door het leven gaan en allerlei schade aan hun lichaam kunnen toebrengen zonder er ook maar iets van te merken. Dat is volledig onterecht. Natuurlijk is pijn vaak een signaal dat er iets mis is. Als je op het strand loopt en je voelt een scherpe pijn onder je voet is het goed dat je je voet terugtrekt en even kijkt of je in een glasscherf bent gestapt. Bij pijn die lang bestaat is de signaalfunctie veel minder. Het is goed te weten dat het effect van pijnstillers meestal veel geringer is dan gedacht wordt (zie hiervoor). Je kunt bij het gebruik van pijnstillers echt niet over het strand lopen en pas bij het aantrekken van je schoenen merken dat je onder het bloed zit omdat je in een stuk glas hebt gestaan. De kans op kwetsuren neemt soms zelfs af door het gebruik van pijnstillers. Dat komt doordat patiënten door de pijnstillers vaak normaler gaan bewegen.

> Mevrouw Holleman had pijn in het bekken, vooral aan de rechter zijde. De pijn nam toe als ze haar been strekte. Ze liep daarom rechts op haar tenen, met de knie en de heup enigszins gebogen. Geleidelijk kreeg ze pijn in de rechter achillespees. Ze ging pijnstillers gebruiken. Na een week liep ze weer normaal. Nadat ze een maand normaal gelopen had, verdween geleidelijk de pijn in de achillespees.

Belangrijk is te beseffen dat pijnsignalen bij bekkenpijn vaak niet tijdens, maar pas ná activiteiten worden gevoeld. Dus áls de pijn al te gebruiken zou zijn als waarschuwingssignaal, dan komt dat signaal ook zonder pijnstillers meestal te laat. Als iemand pijntoename voelt tijdens het fietsen en de pijn is snel weer afgezakt zodra er gerust wordt, is dat eigenlijk geen reden om niet te fietsen. Gaat iemand echter zwemmen en hij heeft tijdens het zwemmen geen pijn, maar daarna drie dagen veel meer last dan gebruikelijk, dan moet het zwemmen voorlopig worden ontraden. Niet omdat de pijn er dan op duidt dat er iets kapot is gegaan, maar simpelweg omdat er conditioneel niets valt op te bouwen als na een korte training langdurig rust nodig is. Twee stappen vooruit moeten dan betaald worden met drie stappen achteruit. 'Luisteren naar je lichaam' betekent bij bekkeninstabiliteit: letten op de duur van de extra pijn en extra vermoeidheid achteraf. De gouden regel is dat iemand van extra pijn en vermoeidheid moet zijn hersteld voordat de training herhaald kan worden. Bij conditietraining, die meestal om de dag wordt gedaan, ligt de kritieke grens daarom bij 36 tot 48 uur.

ONVOLDOENDE REKENING HOUDEN MET DE WERKINGSDUUR

De patiënt moet weten hoe lang pijnstillers werken. De dagdosis moet daarop worden afgestemd. Paracetamol bijvoorbeeld werkt maar vier uur. Het is mede daarom zo'n veilig middel, maar de patiënt moet dat wel weten. Niet zelden klaagt een patiënt: 'Paracetamol helpt mij niet...', om dan toe te voegen: '... hooguit een paar uur'. De patiënt moet dus ook weten dat je met een tablet paracetamol de nacht niet doorkomt.

Veel medicijnen mogen niet op een lege maag worden ingenomen. Op het doosje staat dan: '3 maal daags, na het eten 1 tablet'. Door de Nederlandse gewoonte om 's avonds rond zes uur voor het laatst te eten wordt de laatste tablet te vroeg ingenomen, en wordt de patiënt midden in de nacht wakker van de pijn. Beter zou het in dergelijke situaties zijn op het doosje te laten zetten: 'Om de 8 uur een tablet; niet op een lege maag innemen.' De patiënt zou dan even iets moeten eten voor het naar bed gaan en dan de laatste tablet innemen.

Een andere reden om iets te eten is dat de tablet dan langzamer wordt opgenomen. Dat is vooral gewenst als iemand de eerste uren goed slaapt en vroeg in de ochtend wakker wordt door pijn.

PROEFPERIODE

Omdat het effect (en het optreden van bijwerkingen) van pijnstillers bij rug- en bekkenpijn van patiënt tot patiënt sterk varieert, is het zinvol om een medicijn eerst op proef te gebruiken. Lastig daarbij is dat de klachten ook nog wisselen. Het is dan ook handig om een pijnstiller een hele week op proef te gebruiken. Kies daarvoor een gewone week uit. Dus niet een week waarin begonnen (of gestopt) is met een andere behandeling, of een week waarin de patiënt meer of minder actief is dan gebruikelijk. Na een week wordt beoordeeld of het middel heeft geholpen. Heeft het onvoldoende effect gehad dan moet ermee worden gestopt. In het dossier van de patiënt moet worden genoteerd dat het middel geprobeerd is, zodat het in de toekomst niet nog eens wordt voorgeschreven.

OP GELEIDE VAN DE KLOK OF ZO NODIG?

Een ander probleem is dat patiënten soms veel pijn hebben, en uitsluitend pijnstillers slikken als het hun te veel wordt. Dat kost onnodig veel energie. Ook is het dan moeilijk om het effect te beoordelen. Immers, als de pijn op zijn hevigst is, kan de pijn alleen maar minder worden. Het is om allerlei redenen beter om bij pijn die al lang bestaat géén pijnstillers te gebruiken, óf elke dag op vaste tijden.

Conclusie

Het gebruik van pijnstillende medicijnen kan weinig kwaad en kan bij juist gebruik de niet-medicamenteuze behandeling ondersteunen.

15 Handigheidjes en hulpmiddelen

Inleiding

Veel beperkingen zijn voor een deel te ondervangen door gebruik te maken van handigheidjes en hulpmiddelen. Vaak ontdekken patiënten zelf allerlei maniertjes om het leven aangenamer te maken. Soms geven ze die vondsten aan elkaar door. Het is natuurlijk jammer als iedereen opnieuw het wiel moet uitvinden. Vandaar dit hoofdstuk. Het is niet de bedoeling om hier alle ingrijpende maatregelen te bespreken die ergotherapeuten tot hun beschikking hebben.

Het gebruik maken van slimme oplossingen is minder onschuldig dan het lijkt. Het gevaar dreigt altijd dat maatregelen die voor tijdelijk bedoeld zijn zó goed werken dat mensen minder gemotiveerd raken om een blijvende oplossing te zoeken. Dat geldt niet alleen in de geneeskunde. Ik herinner me nog dat we in een studentenhuis een afvoer in de keuken hadden die een beetje lekte. We hebben er voor nood een emmer onder gezet. Een jaar later stond die emmer er nog. We moesten alleen niet vergeten hem af en toe te legen. Een tijdelijke oplossing kán het probleem zelfs groter maken. Bijvoorbeeld: een vrouw is lang ziek geweest en gaat weer werken maar heeft nog te weinig conditie om net als vroeger elke dag naar haar werk te fietsen. Zij schaft daarom een bromfiets aan en doet haar fiets weg. Het is duidelijk dat haar conditie daardoor nog verder achteruitgaat. Een betere oplossing zou zijn om voorlopig met de bus te gaan en tegelijkertijd te trainen om de conditie te verbeteren.

Dat neemt niet weg dat soms aanpassingen nodig zijn die wel een blijvend karakter hebben. Dat is het geval als geen enkele behandeling meer mogelijk is, en de patiënt toch nog sterk gehinderd wordt door een aandoening. Aanpassingen en voorzieningen voor blijvende beperkingen zijn bij bekkeninstabiliteit niet anders dan bij andere aandoeningen die dezelfde beperkingen veroorzaken. Als iemand bijvoorbeeld de trap niet op kan door blijvende beperkingen als gevolg van bekkeninstabiliteit kan een traplift een oplossing zijn. Maar dezelfde oplossing geldt ook voor iemand met een dwarslaesie of met ernstige slijtage van de heupen. Het gaat te ver om allerhande aanpassingen en voorzieningen voor blijvende beperkingen in dit boek uitvoerig te beschrijven.

Het is hopelijk duidelijk dat van tevoren voor de patiënt en de omgeving duidelijk moet zijn of sprake is van een tijdelijke of van een blijvende maatregel. Tijdelijke maatregelen zoals het gebruik van hulpmiddelen kunnen een goede ondersteuning zijn voor de behandeling van bekkeninstabiliteit, zolang patiënt en hulpverlener maar beseffen dat het gaat om een maatregel van tijdelijke aard en dat intussen geprobeerd wordt om met andere maatregelen een blijvende oplossing voor het probleem te zoeken. Kortom: als patiënten en hulpverleners denken dat bekkeninstabiliteit te behandelen is met hulpmiddelen zonder andere maatregelen, dan staan de hulpmiddelen het herstel in de weg.

Lijst van adviezen

In alfabetische volgorde wordt in dit hoofdstuk een aantal problemen beschreven met bijbehorend advies. Het gaat uitsluitend om eenvoudige adviezen voor het overbruggen van tijdelijke problemen.

Aan- en uitkleden

Instapschoenen kunnen veel ongemakkelijke bewegingen besparen, evenals zittend aan- en uitkleden.

Autorijden

Bij het in de auto stappen doen zich vaak problemen voor. Het gaat soms gemakkelijker als eerst een grote plastic zak (bijv. een vuilniszak) op de zitting wordt gelegd. Daarop kan men naar binnen glijden. De zak moet voor het wegrijden wel zijn verwijderd, en dat is soms een hele klus. Bij het uitstappen kan men zich meestal optrekken aan de rand van de deur of aan de deurpost. Een auto waarin je hoog zit, is bij het in- en uitstappen vaak gemakkelijker dan een auto met een lage stoel.

Autorijden is vooral een probleem als de kracht in het rechter been verminderd is. Korte stukjes rijden lukt vaak beter dan lange ritten. Als een vrouw met ernstige bekkeninstabiliteit dan in een file komt te staan heeft zij echt een probleem. Een patiënt die niet in staat is om snel met de rechter voet van het ene pedaal naar het andere te gaan, is verminderd rijvaardig, moet haar verantwoordelijkheidsgevoel laten spreken en niet rijden. Een auto met automatische versnelling maakt soms een wereld van verschil.

Wordt per auto gereisd dan is het tijdens een lange rit handig om bijvoorbeeld elke 45 minuten te stoppen om ongeveer 10 minuten te staan en te lopen. Het kost uiteindelijk minder tijd dan de rit in één keer afmaken en daarna langdurig rusten.

Fietsen

Fietsen is bij bekkeninstabiliteit meestal geen probleem. Fietsen is goed voor het herstel en ook nog eens een handige manier om ergens te komen. Kracht zetten is bij het fietsen (brug op, tegen de wind in) vaak wel een probleem. Soms is de aanschaf van een fiets met versnelling of hulpmotortje daarvoor een goede oplossing.

Een ander probleem bij het fietsen is zadelpijn. Dat geldt vaak al voor gezonde mensen, maar bij bekkeninstabiliteit komt het veel vaker voor dat de druk op het zadel tegen de stuit, de zitknobbels en de symfyse pijnlijk is, vooral op een hobbelige weg. Een oplossing die voor iedereen werkt, bestaat niet. Vering in fiets en zadel lost een deel van het probleem op. Een ander zadel vaak ook, maar het is helaas moeilijk te voorspellen wat een prettig zadel zal blijken. Groot of klein en hard of zacht zijn de belangrijkste keuzemogelijkheden. Het blijft een kwestie van uitproberen. Ik sprak eens een boer met bekkeninstabiliteit. Hij merkte dat hij op de tractor (in zo'n metalen kuipje) goed kon zitten en laste een metalen tractorzadel op zijn fiets. Het was natuurlijk geen gezicht, maar het werkte goed. Ik ken heel wat vrouwen met bekkeninstabiliteit die erg tevreden zijn over een ligfiets met drie wielen. Het voordeel van de drie wielen is uiteraard dat afstappen bij stilstaan niet nodig is. Het aardige ervan, vind ik: eindelijk eens een hulpmiddel met een stoere uitstraling.

Kinderen verzorgen

Bij het verzorgen van kinderen gaat het vaak om het tillen van het kind. Een box of bedje met verhoogde bodem is in veel gevallen handig. Als het kind groter en zwaarder wordt, kan het een oplossing zijn het kind te leren zelf op de commode te klimmen. Met een stoel voor de commode lukt dat vaak erg goed. Zo is het ook raadzaam een kind te leren in en uit zijn fietsstoeltje te klauteren. De meeste kinderen vinden dat ook erg leuk.

Koken en andere werkzaamheden in de keuken

Koken vraagt vaak om lang staan en bukken. Dat kost veel energie. De eerste tip is om de werkzaamheden zodanig te plannen dat het staan steeds onderbroken kan worden door zitten. Zo kan bijvoorbeeld het schoonmaken van groente zittend worden gedaan. Een andere oplossing is een sta-kruk. Zoals de naam al aangeeft, is het bij een sta-kruk een beetje staan en een beetje zitten. Het is een soort lage barkruk met een leuninkje.

Liggen

Liggen is meestal geen groot probleem voor mensen met bekkeninstabiliteit. Bij het in bed stappen kan net als bij het in de auto stappen gebruik worden gemaakt van glad materiaal: een dubbel gevouwen stuk plastic of een dubbel gevouwen zijden laken. Dit laken kan ook worden gebruikt bij het zich omdraaien in bed.

Veel patiënten merken dat het prettig is om met kussentjes een comfortabele houding te creëren, bijvoorbeeld op de linker zij liggen met het rechter been iets opgetrokken en een kussentje onder de rechter knie. Of op de zij liggen met een kussen tussen de benen.

Het is meestal een kwestie van uitproberen, maar dat loont wel de moeite. Het is overigens een fabeltje dat het 'verboden' is om op bepaalde manieren te liggen bij bekkeninstabiliteit. Vooral het liggen op de buik wordt vaak (ten onrechte) afgeraden. Ik begrijp niet waar dergelijke 'verboden' op zijn gebaseerd. Het is reuze onhandig als je door de pijn niet weet hoe je moet liggen, en de mogelijkheden ook nog eens worden beperkt door allerlei 'verboden'.

Bij het uit bed stappen is het vaak handig om eerst op de zij te gaan liggen met het gezicht naar de zijkant van het bed. Daarna worden beide benen in de heup en knieën gebogen (alsof je op een stoel zit), zó dat de knieën net over de rand van het bed vallen. De patiënt duwt zich nu omhoog en laat de onderbenen naast het bed vallen. Het resultaat is: de patiënt zit op de rand van het bed. De omgekeerde route kan worden gebruikt bij het gaan liggen.

Zie ook hoofdstuk 21, onder Waterbed.

Lopen

Lopen is een van de grootste problemen bij bekkeninstabiliteit. Het steeds maar weer naar voren brengen van het been is na een tijdje zeer vermoeiend. Het naar achter bewegen van het been gaat vaak veel gemakkelijker en dat verklaart het merkwaardige fenomeen dat sommige vrouwen met veel klachten merken dat ze gemakkelijker achteruit dan vooruit kunnen lopen. Het is natuurlijk koren op de molen van mensen die toch al dachten dat patiënten met bekkeninstabiliteit niet goed bij hun hoofd zijn.

Er zijn een paar dingen die het lopen aangenamer kunnen maken. Ten eerste kost slenteren veel meer energie dan doorlopen. Een patiënt zei eens tegen mij: 'Ik snap er niets van. Ik kan wel snel wandelen, maar niet langzaam.' In feite is slenteren hetzelfde als staan, maar dan steeds op een andere plek. Van staan weten we allang dat het zeer snel problemen geeft bij bekkeninstabiliteit. Het is beter om een wandeling zo te plannen dat even rust kan worden genomen voordat de ergste vermoeidheid toeslaat.

Veel patiënten met bekkeninstabiliteit lopen een stuk prettiger als ze zich ergens aan kunnen vasthouden. Bijvoorbeeld aan de kinderwagen, of arm in arm met iemand. Het lopen met een klein kind aan de hand is daarentegen heel erg lastig. Het gaat te langzaam, je moet een beetje bukken en het kind verstoort je evenwicht. Dit laatste geldt natuurlijk ook bij het lopen met een hond.

Het gebruik van krukken levert alleen wat op voor patiënten met erg veel klachten. Een kruk verschaft wel evenwicht, maar helpt niet bij het naar voren bewegen van het been. Het is vaak een extra last als je ook nog een tas of een kind bij je hebt.

Over het tijdelijk gebruik van een rolstoel wordt soms erg dramatisch gedaan. Als het gezin naar de dierentuin gaat kun je drie dingen doen: 1 thuisblijven, 2 meegaan zonder gebruik te maken van een rolstoel en 3 meegaan en voor een dagje een rolstoel lenen. Met gebruik van een rolstoel heeft de patiënt een leuke dag en is snel hersteld van de toename van pijn en vermoeidheid, zonder rolstoel zal de patiënt aan het eind van de middag ongetwijfeld instorten en vijf dagen nodig hebben om te herstellen. De keuze lijkt niet echt moeilijk.

Binnenshuis kan een bureaustoel op wieltjes gebruikt worden als 'trippelstoel': met je voeten duw je jezelf met de stoel achteruit.

Omdraaien in bed

Vaak wordt de nachtrust herhaaldelijk verstoord doordat een patiënt met bekkeninstabiliteit pijn heeft bij het zich omdraaien. Lang in dezelfde houding blijven liggen is ook vervelend, zodat toch af en toe moet worden gedraaid. Zich omdraaien gaat soms gemakkelijker als de patiënt op een dubbelgevouwen zijden laken ligt.

Een andere oplossing is het aanbrengen van een handgreep boven het bed (een 'papegaai') zoals je vaak aan ziekenhuisbedden ziet. Ze zijn meestal te leen bij thuiszorgwinkels.

Opstaan uit de stoel

Het opstaan uit de stoel gaat gemakkelijker als gebruik wordt gemaakt van de zijleuningen. Het is handig om de voeten niet vóór, maar onder de stoel te plaatsen bij het opstaan. Zodra de benen worden gestrekt wordt de stoel met de knieholte naar achter geduwd. Dat maakt bukken tijdens het opstaan onnodig.

Staan

Van alle activiteiten is staan het snelst een probleem. Daar is ook geen echte oplossing voor. Een bekkenband helpt soms. Steeds op een andere manier staan geeft weinig verlichting. Soms is het heerlijk om even half over het boodschappenkarretje te hangen bij het wachten voor de kassa. Lopen, zitten of liggen is vaak het enige wat verlichting geeft.
(Zie ook de adviezen hierboven, bij keukenwerkzaamheden en kinderen verzorgen.)

Traplopen

Traplopen kost iemand met veel klachten van bekkeninstabiliteit verhoudingsgewijs veel energie. Het advies is om bij veel klachten het traplopen zo veel mogelijk te vermijden. Soms gaan patiënten om die reden op één etage in hun huis wonen. Het babybedje en de wasmachine worden naar de etage verhuisd waar ook gekookt wordt. Eén keer per dag gaat de patiënt de trap op om naar bed te gaan en één keer per dag de trap weer af. Het spaart een hoop energie, die gebruikt kan worden voor belangrijker zaken.
Bij het traplopen is weer het optillen van het been het grootste probleem. Het is handig om het beste been steeds omhoog te brengen en het been waarin de minste kracht zit bij te zetten. Het is ook handig om dwars de trap op te gaan (met de zijde waar het beste been zit naar de trap gericht). Het been hoeft dan niet naar voren te worden opgetild. Het been aan de hoge kant van de trap wordt eerst opgetrokken, dan een stukje naar opzij gebracht naar de volgende trede.
Het is raadzaam om goed gebruik te maken van de leuning(en). Het is dan ook niet verstandig om van alles mee te dragen op de trap. Wees gewaarschuwd: patiënten met bekkeninstabiliteit vallen veel vaker van de trap dan mensen gemiddeld doen!

Treinreizen

Het reizen per trein is een combinatie van staan, zitten en traplopen. Mensen die veel klachten hebben, geef ik het advies om een kruk mee te dragen. De kruk geeft steun in het gedrang en heeft een signaalfunctie: mensen kijken beter uit en staan eerder voor je op.
Probeer bij lange reizen het zitten af te wisselen met staan en lopen. Mede daarom is het reizen per trein vaak aangenamer dan per auto. Je moet alleen geen overvolle trein treffen en ook niet vaak hoeven overstappen.
Besef dat er op de perrons vrijwel altijd liften zijn, zodat trappen kunnen worden vermeden.

Vrijen

Vrijen bij bekkeninstabiliteit is bijna altijd een probleem. Pijn kan ontstaan door druk op het schaambeen (zowel voor en vanonder als inwendig), door het spreiden van de benen, het bewegen met rug of bekken, en door het aanspannen van de spieren in de benen. De meeste stellen zijn in staat om met enige fantasie en een andere houding toch prettig te vrijen. Ik hoorde eens een vrouw zeggen: 'We doen het op z'n egeltjes'.
Van een andere vrouw leerde ik de volgende tip. Ze ontdekte dat als haar man haar pijn deed ze reageerde met aanspannen van de beenspieren. Het gevolg was dat ze nog meer pijn had. Ze kon dan bijna niet meer ontspannen en de lol was er al gauw af. Ze had er het volgende op gevonden. Ze hield haar hand op de rug van haar man en kneep hem als ze pijn had. Hoe meer pijn ze had, hoe harder ze kneep. Hij reageerde altijd meteen als ze kneep, zodat ze in staat was om toch ontspannen te blijven.
Door het vrijen kan geen schade ontstaan aan het bekken. Wel kan het nodig zijn het oefenprogramma een dagje over te slaan als een patiënt veel tijd nodig heeft om te herstellen van de toegenomen pijn.

Zitten

Het lijkt soms dat er geen stoel te vinden is die lekker zit. Het is raadzaam heel bewust eens een aantal stoelen uit te proberen: hoge, lage, zachte en harde. Iedere patiënt heeft een eigen voorkeur. Veel patiënten met bekkeninstabiliteit geven er de voorkeur aan om hoog te zitten op een zachte zitting. Maar de meeste hoge stoelen hebben een harde zitting en de stoelen met een zachte zitting zijn meestal te laag. Een tuinstoel met armleuningen en een zachte zitting is dan een oplossing. Die heeft ook het voordeel dat je hem in kunt klappen en meenemen. Nadeel is dat je zittend in een tuinstoel niet gemakkelijk aan een tafel kunt werken (computeren, naaien, enz.). Sommige patiënten zitten erg prettig op een skippybal. Er bestaan stoelen waarvan de zitting een soort skippybal is (Pallosit-balstoel). In de praktijk is het een kwestie van uitproberen, waarbij het principe is dat de patiënt bepaalt wat prettig is.
Bij stuitpijn kan de stuit een beetje worden ontzien door op het randje van de stoel te gaan zitten, meer op de bovenbenen, met de benen onder de stoel.
Het wordt aangeraden om tijdens het zitten bewust zo veel mogelijk van houding te veranderen. Houdingen die iemand lang niet heeft aangenomen zouden gewoon eens geprobeerd moeten worden. Het is een fabeltje dat het 'verboden' is om op bepaalde manieren te zitten bij

bekkeninstabiliteit. Vooral zitten met de benen over elkaar wordt vaak afgeraden – ten onrechte. Opvallend is dat onderzoek heeft aangetoond dat het voor de buikspieren ontspannend is als iemand af en toe met de benen over elkaar zit. Het lijkt erop dat de buikspieren de hele dag bezig zijn om stevigheid te geven aan het bekken en dat de buikspieren even rust krijgen als het bekken op een andere manier (door met de benen over elkaar te zitten) wordt gesteund.

Het is voor de spanning in de spieren aan de binnenkant van de bovenbenen (de adductoren) prettig als iemand af en toe eens ongegeneerd met de benen wijd zit. Het is niet erg 'ladylike', maar er zijn genoeg situaties waarin het wel even kan.

Meer hulpmiddelen en de vergoeding daarvoor zijn te vinden op:
– www.hulpmiddeleninformatiecentrum.nl;
– www.minvws.nl/dossiers/hulpmiddelen/.

Operatie

Inleiding

In de hoofdstukken 10 t/m 12 is beschreven hoe een oefenprogramma voor bekkeninstabiliteit er uit zou kunnen zien. De meeste patiënten hebben daarna geen behoefte aan verdere behandeling. Ze zijn klachtenvrij, of accepteren het laatste restje. Een deel van de patiënten is nog onacceptabel gehandicapt en vraagt zich af of er nog andere opties zijn. In grote lijnen zijn er drie mogelijkheden: operatie, alternatieve therapie of de situatie toch maar accepteren. In dit hoofdstuk en het volgende probeer ik een en ander op een rijtje te zetten.

De gewrichten in de bekkenring vastzetten

Van alle Nederlandse patiënten met bekkeninstabiliteit na zwangerschap worden er ongeveer twintig per jaar geopereerd. Bij de meerderheid van de operaties gaat het om een ingreep waarbij de drie gewrichten in de bekkenring worden vastgezet ('triple' fixatie). Deze operatie wordt uitsluitend gedaan door één en dezelfde chirurg (prof. dr. A.B. van Vugt). Als we ervan uitgaan dat er in Nederland per jaar 200.000 bevallingen plaatsvinden en dat vrouwen gemiddeld 2 kinderen krijgen, wordt 1 op de 5000 vrouwen met kinderen geopereerd. Er komen meer vrouwen voor de operatie in aanmerking. Een deel van de patiënten durft het niet aan, en sommige vrouwen kunnen niet worden geopereerd omdat hun verdere gezondheid dat niet toelaat. Zo is het bijvoorbeeld niet raadzaam om een triple fixatie uit te voeren bij iemand met ernstig overgewicht (boven 100 kg). Gebleken is dat het succespercentage dan aanmerkelijk lager is en dat vaker complicaties optreden.

Een operatie wordt pas overwogen als aan drie eisen is voldaan. Op de eerste plaats moeten de beperkingen ernstig zijn. Het criterium 'ernstig' is niet scherp te definiëren en afhankelijk van de door de patiënt ervaren hinder (zie ook hoofdstuk 8). Om een beetje een idee te hebben, wordt gedacht aan een score van minimaal 5 (links en rechts bij elkaar opgeteld) met de beenheftest. Op de tweede plaats moet een serieuze poging gedaan zijn om de patiënt door revalidatie van de klachten af te helpen. Op de derde plaats moet de chirurg de overtuiging hebben dat de klachten veroorzaakt worden door bekkeninstabiliteit.

Het is vaak moeilijk te voorspellen of de rug na de operatie voldoende gesteund zal worden door het stabiele bekken. Het is immers mogelijk dat de rug zo instabiel is dat zelfs het stevigste bekken niet in staat is daar veel verandering in te brengen. Verder valt het niet mee de ernst van de situatie te beoordelen bij patiënten met grote psychosociale problemen.

Bij de triple fixatie wordt de passieve stabiliteit van de bekkengewrichten verbeterd. De SI-gewrichten worden vastgezet met twee schroeven per gewricht en de symfyse met één of twee metalen platen en een stukje bot (figuur 16.1) Het inbrengen van de schroeven in de SI-gewrichten gebeurt onder röntgendoorlichting. Door een klein sneetje in de bil wordt eerst op twee plaatsen voorgeboord met een lange boor. Daarna worden de schroeven ingedraaid. Het grootste probleem bij het plaatsen van de schroeven is dat soms een zenuw wordt geraakt. In ervaren handen is dit risico toch nog 10%. De schroef wordt dan wel verwijderd, maar de zenuw blijft daarna soms langdurig (1-2 jaar) verhoogd prikkelbaar. Als de zenuw ernstig beschadigd is kan dit in blijvende uitval resulteren (bijv. gevoelsverlies in een deel van de voet of zwakte van de spieren in het onderbeen). Het meest ingrijpende, maar minst riskante deel van de operatie is het aanbrengen van een stukje bot in de symfyse. Daartoe wordt een snede van 7-10 cm gemaakt op de 'bikinilijn'. Aan de bovenzijde wordt aan beide zijden een stukje van het bot van het schaambeen met het ertussen gelegen kraakbeen weggehakt. Een stukje bot wordt daarvoor in de plaats gebracht. Dit stukje bot is verwijderd uit de bekkenkam. Met een metalen plaat en schroeven wordt het stukje bot op zijn plaats gehouden en kan er een botverbinding tussen beide schaambeenderen ontstaan.

De ingreep moet niet worden onderschat. Behalve het risico van het beschadigen van een zenuw kan een infectie ontstaan in een van de wonden. Op termijn kan de metalen plaat of een van de schroeven breken en is een operatie opnieuw noodzakelijk.

De meeste patiënten herstellen na de ingreep snel. Meestal liggen ze in totaal niet langer dan vijf dagen in het ziekenhuis. Omdat de meeste patiënten veel pijn en beperkingen gewend zijn, ervaren ze al snel enige verbetering. Na de operatie is het zinvol dat ze korte tijd gecoacht worden door een therapeut. Specifieke oefeningen zijn niet nodig. Het is vooral de taak van de therapeut om aan te geven wanneer

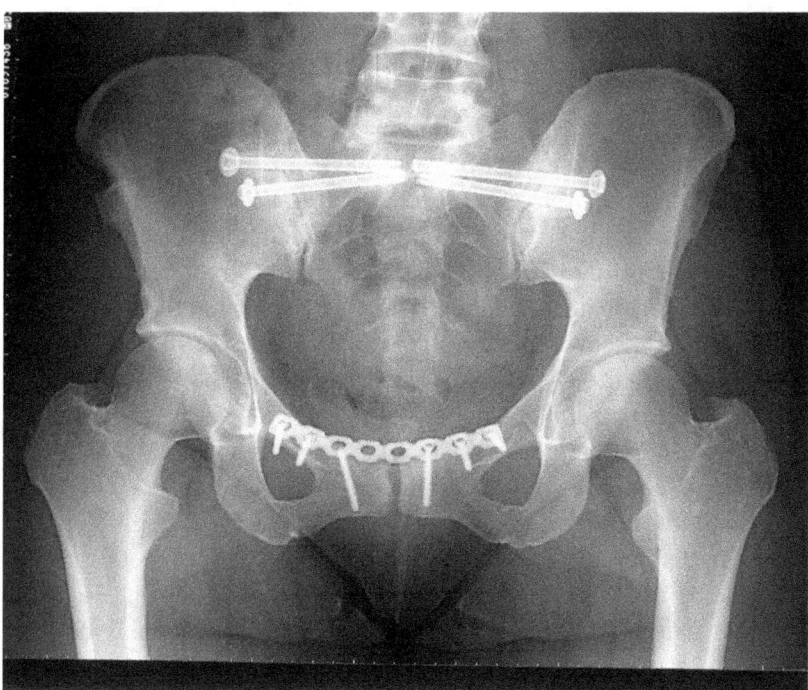

Figuur 16.1 Röntgenopname van een bekken na triple fixatie. Beiderzijds zijn twee schroeven aangebracht bij de SI-gewrichten. De symfyse is vastgezet met een plaat en zes schroeven.

en wat de patiënt weer mag. Veel patiënten zijn in het begin wat bang en moeten gestimuleerd worden om actiever te worden, andere zijn te enthousiast en moeten in het begin wat worden afgeremd. Het uiteindelijke resultaat kan pas na een jaar worden ingeschat, en zelfs daarna kan met een actief oefenbeleid nog verbetering worden bewerkstelligd. De operatie wordt wel gezien als middel om oefenen beter mogelijk te maken.

Bij ongeveer 50% van de geopereerde patiënten is het resultaat zeer goed. Bij 30% is er een sterke verbetering. Zelfs gaat ongeveer 20% van de patiënten na de ingreep weer aan het werk. Meestal is dat niet hetzelfde werk als tevoren. In 20% van de gevallen valt het resultaat zo tegen dat zowel de patiënt als de chirurg zegt 'als ik dat van tevoren geweten had, had ik het niet gedaan'. In zeldzame gevallen (1-2% van de geopereerden) is de situatie zelfs slechter dan voor de ingreep. Het betreft dan meestal patiënten bij wie de operatie gecompliceerd is met een zenuwletsel of een infectie.

Patiënten die na de ingreep weer zwanger worden, bevallen bij voorkeur met een keizersnede. Bij een verhoudingsgewijs klein kind zou een bevalling langs natuurlijke weg plaats kunnen vinden.

Overige operaties

Andere operaties die soms worden gedaan zijn varianten op de triple fixatie. Soms wordt een andere techniek gebruikt en soms wordt het fixeren van één of twee van de bekkengewrichten achterwege gelaten. Vooral als de indruk bestaat dat het gaat om instabiliteit van slechts één of twee van de drie gewrichten van de bekkenring. Overigens blijkt niet zelden dat het vastzetten van slechts één of twee van de gewrichten achteraf te zuinig was en dat een tweede operatie moet worden gedaan om de triple fixatie compleet te maken.

Ik ken patiënten met bekkeninstabiliteit die met succes geopereerd zijn aan de lendenwervels. Daarbij worden de onderste twee niveaus vastgezet: de vierde lendenwervel aan de vijfde en die op zijn beurt weer aan het heiligbeen. Het lijkt op het eerste gezicht merkwaardig dat een operatie aan de rug helpt tegen instabiliteit van de bekkenring. Maar de anatomie leert ons dat we bewegingen in de twee onderste niveaus in de rug niet los kunnen zien van de bewegingen in de bekkengewrichten. Anders gezegd: de onderste twee lendenwervels, het heiligbeen en de beide bekkenhelften zijn 'radertjes van hetzelfde horloge'. Als het ene onderdeel van dat systeem wordt vastgezet heeft dat invloed op de andere onderdelen. Als de wervelkolom vóór de operatie in verhouding stevig was en het bekken instabiel, schiet de patiënt niet veel op met het vastzetten van de wervels. Theoretisch kan de wervelkolom worden vastgezet in een stand die 'niet prettig' is voor de bekkengordel; de klachten nemen dan alleen maar toe. De patiënten knappen pas op zodra ook een triple fixatie van het bekken is gedaan. Andersom geldt hetzelfde: er zijn patiënten die geopereerd zijn voor het bekken en uiteindelijk pas opknappen nadat ook twee lendenwervels zijn vastgezet. Misschien wordt bij sommige patiënten de verkeerde keuze gemaakt, maar het is ook mogelijk dat sommige patiënten beide operaties nodig hebben en dat het niet uitmaakt welke het eerste plaatsvindt. Naar mijn idee is het in geval van twijfel beter om met de bekkenring te beginnen, omdat die ingreep een situatie creëert die minder ingrijpt in de beweeglijkheid van de gewrichten dan de operatie aan de lendenwervels. Immers, normale bekkengewrichten bewegen 0 tot 4 graden. Een normale lendenwervel beweegt 10 tot 20 graden per niveau. Daar komt nog bij dat wereldwijd tot nu toe veel ervaring is opgedaan met het vastzetten van de onderste twee lendenwervels, en dat de resultaten gemiddeld zo slecht zijn dat er zelfs artsen zijn die vinden dat de ingreep nooit meer zou moeten worden uitgevoerd. Het gaat mij te ver om dat te stellen, maar ik heb wel de indruk dat het indicatiegebied smal is.

Voor elke operatie voor bekkeninstabiliteit geldt dat vóór de ingreep uitvoerig met de patiënt moet worden besproken hoe groot de kansen op herstel zijn en hoe groot de risico's.

Alternatieve geneeswijzen

Inleiding

Sommige patiënten kunnen niet voldoende worden behandeld en kunnen de situatie ook niet accepteren. Het is dan heel menselijk om eens op zoek te gaan naar een 'alternatief'. Het is moeilijk om alternatieve geneeskunde te definiëren. Er zijn mensen die zeggen dat een methode alternatief is als het effect van de behandeling niet bewezen is. Probleem is dat veel behandelingen (nog) nooit goed zijn onderzocht op hun effectiviteit. Niet alles wat in een ziekenhuis gebeurt, is bewezen effectief, en niet alles wat in de alternatieve geneeskunde gebeurt is ineffectief.

In de praktijk blijkt dat degene die een behandeling uitvoert meer bepalend is voor het etiket alternatief of regulier dan wat hij doet. Zo is een goed gesprek gevoerd door een huisarts regulier en door een handoplegger alternatief. Het is zelfs zo dat een slecht gesprek met een specialist in een ziekenhuis reguliere geneeskunde is en een goed gesprek met de buurvrouw helemaal geen geneeskunde is, ook al knapt iemand ervan op. Het verschil tussen regulier en alternatief zit hem niet alleen in het wetenschappelijk bewijs, maar veel meer in de wetenschappelijke basis. Als een huidarts voor eczeem een zalfje bedenkt noemen we dat regulier, omdat de ingrediënten van de zalf gebaseerd zijn op een bepaalde, in wetenschappelijke kring geaccepteerde manier van denken. Als een medicijnman bij dezelfde patiënt de geesten wil uitdrijven en met hetzelfde zalfje komt, is het alternatief. De gedachte die aan de therapie ten grondslag ligt maakt de therapie alternatief.

Een reguliere behandelaar die zijn ogen goed de kost geeft in alternatieve kringen, kan er zijn voordeel mee doen. Soms is het effect van zo'n behandeling zo sensationeel dat je er als reguliere behandelaar nederig van wordt. Belangrijk voor de wetenschap is dat het je prikkelt om de essentie van de alternatieve therapie te vertalen naar je eigen gedachtegoed.

Er zijn tientallen vormen van alternatieve therapie. Over twee ervan wil ik hier wat overbrengen.

Lichaamsgerichte psychotherapie

Ik heb met de behandeling kennisgemaakt op een landgoed in België. De behandeling wordt in groepsverband gegeven onder leiding van de Nederlandse arts Ivo van Orshoven. Het bijzondere is dat er niet alleen wordt gepraat, maar dat de deelnemers ook fysiek actief zijn. Ze gaan bijvoorbeeld zwemmen tussen de kikkers in de ijskoude vijver, of lopen over een balk die vijf meter hoog ligt (ze zijn met een 'leeflijntje' beveiligd tegen vallen). Daarmee worden emoties opgeroepen. De emoties worden verwerkt, niet uitsluitend door te huilen of te klagen, maar ook door te stompen in een kussen, of te vechten met de therapeut of andere deelnemers. Doordat de deelnemers vijf dagen en vier nachten van de buitenwereld zijn afgesloten en uitsluitend met elkaar optrekken ontstaat een speciale sfeer die bijdraagt aan het effect van de therapie.

Samen met een collega heb ik eens 22 patiënten gevolgd. De helft van hen had nekpijn, meestal door een whiplashtrauma, de andere helft had rugpijn, waarvan vier sinds een zwangerschap. Tien weken na de behandeling was het resultaat als volgt: dertien patiënten waren veel beter, vijf waren iets beter en bij vier patiënten was de situatie onveranderd. De resultaten waren voor mij frappant, vooral omdat de klachten al jaren bestonden en andere behandelingen niet hadden geholpen. De behandeling staat te boek als alternatief, maar er worden technieken bij gebruikt die op ruime schaal worden toegepast in de reguliere zorg. Als de behandeling helpt, wil dat niet zeggen dat het probleem uitsluitend een psychologische oorzaak had. Ik heb mensen met bekkeninstabiliteit gezien die na de therapie nog steeds bekkeninstabiliteit hadden, maar wel veel beter functioneerden.

Toegepaste kinesiologie

Ik ken veel patiënten die hun toevlucht hebben genomen tot een behandeling met toegepaste kinesiologie. Hoewel ik er niets van begrijp zijn de resultaten vaak zo goed dat ik er toch wat over opschrijf.

Ik herinner mij een patiënt die door mij behandeld werd met oefentherapie. Ze deed heel trouw wat ik haar adviseerde. De eerste tijd ging ze met sprongen vooruit. Na een maand of negen stagneerde de vooruitgang echter. Opvallend was dat ze wel verbeterde in termen van kracht en pijn (zo kon ze driemaal per week twintig minuten zwemmen) maar dat ze verhoudingsgewijs nog slecht kon lopen. Na vijf minuten was het op. Ze ging, achter mijn rug om, driemaal naar een therapeut voor toegepaste kinesiologie en ze knapte per keer enorm op. Ze was zo vriendelijk om toch nog een keer langs te komen. Het ging geweldig goed met haar en we namen afscheid. Ik heb haar gevraagd wat de behandelaar had gedaan. Ik kon er geen chocola van maken. Het was een mengeling van voelen aan de meridianen, voorzichtig trekken aan armen en benen en krachtige massage van rug- en bilspieren. Tijdens de behandeling lag de patiënt dertig minuten op de rug, en liep de therapeut druk van het ene deel van de patiënt naar het andere. Voortdurend werd door de therapeut gevoeld of de meridianen al verbeterden en afhankelijk van wat hij voelde werd de behandeling bijgesteld en uiteindelijk afgerond. Ze stapte van de behandeltafel; dat ging al gemakkelijker dan ze in jaren had gekund en ze voelde zich meteen als herboren.

Als ik het gebeurde probeer te vertalen naar mijn eigen denkkader kost me dat veel moeite. Als ze al gevoelig was voor suggestie, waarom knapte ze dan niet verder op door mijn beleid. Ze had immers (in ieder geval aanvankelijk) een blind vertrouwen in mij. Ik heb achteraf gedacht dat de verbetering wellicht het gevolg was van de massage. Misschien had ze een verkramping van de rug- en/of bilspieren en had dit een remmend effect gehad op het herstel. Als me dat weer eens overkomt ga ik daar natuurlijk op letten en er eventueel wat aan doen. Ik kan de behandeling aanraden aan elke patiënt die niet meer weet hoe hij verder moet. Het is niet duur, het kan geen kwaad en je merkt snel of het werkt of niet.

Overige alternatieve therapieën

Vrijwel alle alternatieve therapieën worden ook toegepast bij bekkeninstabiliteit. De successen daarvan zijn (in weerwil van wat hierboven is beschreven voor toegepaste kinesiologie) gemakkelijk te vertalen naar mijn denkkader in termen van de gevolgen van een goed gesprek, (aangename) aanraking en een voorspoedig natuurlijk verloop. Vooral in de periode 1991 tot en met 1995 werd bekkeninstabiliteit in de media gepresenteerd als een hopeloze aandoening. Als in die tijd een patiënt opknapte was al snel de gedachte geboren dat er een nieuwe therapie was ontdekt. Daar ben ik zelf ook vaak genoeg ingetrapt. Als ik mij nu realiseer dat vrijwel alle zwangeren met bekkenklachten met een goede informatie (door een gesprek van een uur en vier pagina's tekst) geholpen zijn, is het niet zo moeilijk te verklaren dat er allerlei behandelaars zijn die met een goed gesprek in combinatie met het doet er niet toe wat, bij het behandelen van zwangeren met bekkeninstabiliteit goed scoren. Het verstrekken van de juiste informatie is naar mijn idee de therapie, de rest is onbelangrijk zolang het geen kwaad kan.

Complicaties en bijkomende problemen

Inleiding

Bekkeninstabiliteit kan gepaard gaan met andere gezondheidsproblemen. Enerzijds zijn dat problemen van psychosociale aard, anderzijds zijn het mechanische complicaties. Daarnaast zijn er nog problemen die vaak gezien worden in combinatie met bekkeninstabiliteit, er niet het gevolg van zijn, maar wel remmend werken op het herstel. Daar waar mogelijk, moeten bijkomende problemen eerst worden opgelost. In ver voortgeschreden situaties is dat zelfs noodzakelijk.

Een deel van de psychosociale problemen die bij bekkeninstabiliteit voorkomen zijn dezelfde als de psychosociale problemen van andere aandoeningen die gepaard gaan met pijn en beperkingen, zoals bij reuma. Het verschil is dat iemand met reuma weet wat hij heeft, wat hem in grote lijnen te wachten staat en dat niemand twijfelt aan de diagnose. Bekkenpijn hoort tot een categorie klachten waarbij de patiënt lang blijft zoeken naar een duidelijke diagnose, en altijd het risico loopt dat aan de ernst van de klachten wordt getwijfeld. Twijfelen over een diagnose is gezond. Twijfelen over de klachten doet pijn. Vooral door de twijfels van de naaste omgeving (vrienden, familie, collega's) kunnen patiënten in een isolement raken. Niet alleen kunnen psychosociale problemen het gevolg zijn van lang bestaande klachten, maar op hun beurt kunnen psychosociale problemen het herstel in de weg staan.

Oververmoeidheid

Vermoeidheid bij lang bestaande bekkeninstabiliteit is eerder regel dan uitzondering. In zes jaar zag ik in het Spine & Joint Centre maar twee patiënten met ernstige lang bestaande bekkeninstabiliteit die van zichzelf vonden dat ze niet moe waren.

Het is belangrijk om ernstige vermoeidheid en (dreigende) uitputting tijdig te signaleren. De eerste verschijnselen zijn: moe opstaan, zo moe zijn dat je van vermoeidheid niet kan slapen en veel tijd nodig hebben om te herstellen na overmatige belasting. De patiënt gaat bijvoorbeeld op maandagmiddag een uurtje winkelen. Na tien minuten beginnen de pijn en de vermoeidheid toe te nemen. Af en toe gaat ze even zitten. Na een half uur begint ze te waggelen en na een uur is ze thuis en valt ze doodmoe op de bank. 's Avonds heeft ze duidelijk meer pijn dan gebruikelijk. Ze slaapt die nacht onrustig. Dinsdagochtend is ze moe als ze opstaat. Pas als ze donderdag uit bed komt zijn de pijn en de vermoeidheid weer afgezakt tot het niveau van maandagochtend. Als de patiënt de dag na zo'n overbelasting wordt onderzocht blijkt vaak dat bij de pijnprovocatietesten veel pijn is op te wekken (zie ook hoofdstuk 7). Soms is de pijn zo hevig dat de testen vrijwel niet uitvoerbaar zijn. Ook blijkt in dergelijke situaties dat de spieren rond het bekken en de heupen abnormaal gespannen zijn. Als de patiënt lange tijd moe is en voortdurend slecht slaapt (meestal pas na langer dan een jaar) kunnen klachten optreden over pijn op andere plaatsen dan rond het bekken (nek, schouders, ellebogen, enz.). Vaak is een patiënt met oververmoeidheid prikkelbaar en emotioneel labiel. Je zou die situatie ook fibromyalgie of chronischevermoeidheidssyndroom kunnen noemen. Ik noem het liever oververmoeidheid. Nadeel van de termen fibromyalgie en chronischevermoeidheidssyndroom is dat zij de suggestie wekken dat er niets aan te doen is. Soms is dat ook zo, maar vaak is het ten onrechte.

Pijn en vermoeidheid gaan bij bekkeninstabiliteit meestal hand in hand. Als de pijn toeneemt neemt de vermoeidheid toe; andersom is het precies zo. Bij oververmoeidheid is het vrijwel niet mogelijk om een verkeerd aanspanningspatroon van de spieren te corrigeren. De consequentie is dat eerst 'energiebesparende maatregelen' moeten worden genomen voordat oefentherapie kan beginnen. In de praktijk betekent dat onder andere het schrappen van allerlei activiteiten. Het is uiteraard het beste om die activiteiten te schrappen die veel pijn en vermoeidheid veroorzaken. Eerst moet worden geïnventariseerd welke mogelijkheden er zijn. Daarna moet een keuze worden gemaakt.

Mevrouw Ikema is veertien maanden geleden bevallen van haar eerste kind. In de zwangerschap had ze vanaf de zesde, zevende maand pijn in het bekkengebied. Na de bevalling ging het geleidelijk beter, maar na afloop van haar zwangerschapsverlof voelt ze zich nog niet in staat haar werk als secretaresse (twee dagen per week) te hervatten. Vier weken later is ze toch gaan werken. Ze vindt haar werk leuk en haar baas heeft haar met open armen ontvangen. Ze gaat op woensdag en donderdag werken. Dat komt zo uit met de opvang van haar dochtertje: op woensdag past haar moeder op en op donderdag haar man. Als ze donderdags thuiskomt is ze helemaal stuk. Ze gaat dan vroeg naar bed, maar kan meestal niet goed slapen, deels door pijn, maar deels ook door een gejaagd gevoel. Als ze pijnstillers slikt (diclofenac, tabletten van 50 mg) heeft ze duidelijk minder pijn en slaapt ze beter, maar daar wil ze niet afhankelijk van worden, dus gebruikt ze die zelden. Arts en patiënt bespreken de volgende oplossingen.

Tabel 18.1 Overzicht van de mogelijkheden om energie te winnen.

probleem	mogelijke oplossing	bezwaar van patiënt tegen de oplossing
veel pijn	pijnstillers	Het gebruik van pijnstillers staat haar tegen. Ze is bang dat, als ze de pijn niet meer voelt, ze te veel gaat doen, waardoor de aandoening daarna nog erger is.
slecht slapen	pijnstillers	Zie boven.
	slaapmiddel	Het gebruik van een slaapmiddel staat haar tegen. Ze is bang dat ze haar dochtertje 's nachts niet hoort.
twee dagen achter elkaar werken is zeer vermoeiend	twee dagen werken over de week verdeeld	Oppas is alleen op woensdag en donderdag beschikbaar.
	zich ziek melden of minder gaan werken	Dat wil ze niet. Ze vindt het werk veel te leuk en kan het geld goed gebruiken.
huishouden, kind verzorgen	gezinshulp	Gezinshulp is duur en het is moeilijk iemand te vinden die precies doet wat ze wil.
	activiteiten schrappen	Als je minder doet gaat je conditie misschien achteruit.
	kind een dag in de crèche	Ze voelt zich daar schuldig over. Het kost geld, en zij verdient al zo weinig (vroeger werkte ze 40 uur). Is het wel goed voor het kind?
kind slaapt af en toe slecht door verkoudheid	haar man voor het kind laten zorgen	Haar man kan slecht buiten zijn slaap. Hij heeft een zware baan en doet overdag al veel in het huishouden. Het zou een ramp zijn als hij ook nog afknapte.

De patiënt krijgt te horen dat haar ideeën over het gebruik van pijnstillende medicijnen niet kloppen (zie ook hoofdstuk 14). Ze kiest samen met de arts voor de volgende oplossing. Ze gaat de diclofenac intensiever gebruiken, niet op geleide van de pijn, maar op de klok. Om 8 uur 's ochtends een tablet, om 4 uur 's middags weer een, en de derde en laatste zo laat mogelijk om goed de nacht door te kunnen komen. Ze gaat op maandag en donderdag werken. Het kind gaat op maandag naar de crèche. De patiënt ziet in dat haar schuldgevoel eigenlijk onterecht is. Op woensdag is ze met haar man thuis. Hij zorgt op die dag voor het huishouden en zij doet een dagje kalm aan.

Wat het achterwege laten van activiteiten betreft wordt haar verteld dat bepaalde veel voorkomende activiteiten weinig bijdragen aan de algemene conditie en naar verhouding erg veel energie kosten: traplopen, gebukt werken (stofzuigen, bedden opmaken, kind verzorgen, eten koken, strijken, enz.), stilstaan en slenteren. Deze activiteiten worden haar niet verboden, maar zij krijgt het advies om te proberen ze zo veel mogelijk te vermijden en ze in ieder geval niet te zoeken ter wille van een betere conditie. Een goed alternatief voor slenteren is dóórlopen. Een goed alternatief voor lopen is vaak fietsen.

Verder wordt haar uitgelegd dat veel energie kan worden gewonnen door activiteiten die wat langer duren op vaste tijden te onderbreken. Bijvoorbeeld: lang zitten afwisselen met even staan en lopen, lang lopen afwisselen met even zitten. 'Lang' is natuurlijk een rekbaar begrip. Het beste is als de activiteit wordt onderbroken voordat de pijn sterk toeneemt. Dus als een patiënt weet dat zij na een uur zitten in toenemende mate pijn krijgt en de behoefte voelt om op te staan, is het handig om na 45 minuten even 10 minuten wat anders te doen. Even liggen levert vaak het meeste op, maar even staan en lopen is ook niet verkeerd.

Na drie weken komt mevrouw Ikema terug. Dan wordt met oefentherapie begonnen.

In dit voorbeeld stelt de arts zich op als de kelner die het menu voorleest en uitleg geeft over de ingrediënten. De patiënt geeft aan wat ze graag wil, en wat absoluut niet. Als de patiënt helemaal niets wil wat tot de mogelijkheden behoort, of iets wil wat de arts niet ziet zitten, dan passen vraag en aanbod kennelijk niet bij elkaar. Net als iemand die in een restaurant iets bestelt wat niet op het menu staat;

die kan niet worden geholpen. Het helpt vaak enorm als de arts dit probleem verheldert. Uiteindelijk is de patiënt zelf verantwoordelijk voor haar keuze; ook voor de keuze om het contact met de arts te verbreken en ergens anders haar heil te zoeken.

Slaapstoornissen

Het behandelen van slaapstoornissen bij bekkeninstabiliteit is niet veel anders dan het behandelen van slaapstoornissen in andere situaties. Het gebruik van medicijnen op vaste tijden is erg belangrijk. Liever elke avond een halve tablet dan de ene avond niets en dan weer twee. Ook is het niet handig om steeds zonder tablet naar bed te gaan en dan na twee uur woelen toch maar een tablet te nemen.
Soms is de slaapstoornis onderdeel van een depressie. Vooral bij doorslaapproblemen moet daaraan worden gedacht. De slaapstoornis is in dergelijke situaties effectiever te behandelen met een antidepressivum dan met een slaapmiddel (zie de volgende paragraaf). Soms is pijn de oorzaak van het slechte slapen, vooral als de slaap herhaaldelijk wordt onderbroken door het omdraaien, of doordat de patiënt te lang in dezelfde houding ligt. In dergelijke gevallen is het de moeite waard om pijnstillers te proberen (zie hoofdstuk 14). De combinatie pijn met slecht slapen en oververmoeidheid wordt ook wel het 'lege accu-syndroom' genoemd.
Tegen slaapstoornissen bij bekkeninstabiliteit wordt vaak met succes het antidepressivum amitryptiline gebruikt. Ik heb de indruk dat het middel vooral werkt als slaapverbeteraar, een beetje als pijnstiller en helemaal niet als antidepressivum. Als het slapen verbetert en de pijn minder wordt, kan de stemming natuurlijk, via een omweg, toch verbeteren. De patiënt moet goed worden geïnstrueerd over het gebruik.

Depressie

Sommige patiënten met bekkeninstabiliteit worden depressief. Het grootste risico om depressief te worden loopt de patiënt in de periode tussen zes en achttien maanden na de bevalling. In de eerste maanden na de bevalling kan de patiënt zich nog op de been houden met het idee dat het allemaal wel over zal gaan. Ze krijgt in die periode verhoudingsgewijs veel begrip en hulp van haar omgeving. De depressieve gevoelens kunnen allerlei vormen aannemen. Het begint vaak met labiliteit. De patiënt kan zich niet meer zo goed afsluiten voor de dingen die op haar afkomen. De kinderen lijken ineens veel lastiger dan vroeger. De bedrijfsarts lijkt minder begrip te hebben voor de situatie. Op de televisie lijkt uitsluitend narigheid te zien. De patiënt heeft huilbuien en woede-uitbarstingen. Geleidelijk heeft ze nergens meer zin in; het eten smaakt niet meer, het vrijen is niet leuk meer, 's ochtends wordt ze al vroeg wakker, en ze kan het ook niet meer opbrengen om te oefenen.

Het behandelen van depressie bij bekkeninstabiliteit is niet anders dan bij andere vormen van depressie. Met dit verschil dat tijdens zwangerschap en het geven van borstvoeding behandeling met medicijnen moet worden afgeraden. Het herkennen van depressie bij bekkeninstabiliteit is moeilijker dan bij lichamelijk gezonde mensen. De behandelaar en de patiënt met bekkeninstabiliteit hebben in geval van bijkomende depressie de neiging om alle symptomen toe te schrijven aan de mechanische problemen in het bekken. Slecht slapen wordt toegeschreven aan de pijn, slecht eten komt goed uit, want de patiënt was te zwaar, geen zin om te vrijen wordt logisch gevonden, want vrijen bij bekkeninstabiliteit doet vaak pijn en als je af en toe wat somber bent wordt dat uitgelegd als een normale reactie op de omstandigheden.

Het is verstandig bij verdenking op depressie een deskundige (de huisarts of een psycholoog) te raadplegen. In een gesprek met een deskundige wordt, al dan niet met behulp van een vragenlijst, de diagnose gesteld.

Een depressie kan met medicijnen en/of door middel van psychotherapie worden behandeld. Het is soms lastig voor een patiënt om hierover te beslissen, omdat juist besluiteloosheid een kenmerk van depressie kan zijn. Het is vooral van belang een depressie te behandelen als de depressie de oefentherapie in de weg staat. Intensieve revalidatie kost veel energie, en het is verstandig een ernstige depressie eerst (grotendeels) te behandelen voordat met revalidatie wordt begonnen. Het is niet handig om de medicatie te beëindigen voordat de revalidatie een flinke verbetering teweeg heeft gebracht. Meestal is het verstandig om de antidepressiva minstens een halfjaar te gebruiken. Vaak slapen patiënten ook beter als ze antidepressiva gebruiken. Dat komt dan mooi uit. Sommige antidepressiva hebben een sterk stimulerend effect en kunnen bij slaapstoornissen dus beter 's ochtends ingenomen worden.

'Blokkering'

In principe kan elk gewricht een abnormale stand innemen. Uiteraard zal dat bij instabiele gewrichten eerder gebeuren dan bij stabiele. Te onderscheiden zijn kleine (subluxaties) en grote afwijkingen van normaal (luxaties). Bij een luxatie is het gewricht uit de kom; bij een subluxatie is er een abnormale stand, maar de gewrichtsvlakken hebben nog wel contact met elkaar. Meestal ontstaan subluxaties doordat de patiënt met een instabiel gewricht een 'verkeerde' beweging maakt waarna het gewricht in een abnormale stand blijft staan. De patiënt en de behandelaar spreken meestal van een 'verkeerde' beweging, maar het gaat in feite om relatief normale activiteiten. Voor een goed begrip zou het beter zijn te zeggen dat er iets verkeerd ging bij het uitvoeren van een normale beweging. Een subluxatie duurt soms maar enkele seconden. Zodra de patiënt weer een andere beweging maakt zit alles weer op zijn plek. Vaak gaat dat laatste gepaard met een zacht geluid. Als de subluxatie blijft bestaan wordt wel gesproken van 'blokkering'. Als de 'blokkade' wordt opgeheven door uitwendige handgrepen wordt dit meestal manuele therapie genoemd.

Als er geen contact meer is tussen de gewrichtsvlakken wordt de abnormale stand een luxatie genoemd (het gewricht is 'uit de kom'). Een voorbeeld: als iemand bij het geeuwen zijn mond erg ver opent en daarna merkt dat hij zijn mond niet meer kan sluiten. De behandeling bestaat uit het naar beneden drukken en achteroverkantelen van de kaak. In feite opent de behandelaar de mond eerst nog wijder en sluit hem dan langs de normale route. Hoe beter de patiënt zijn kauwspieren ontspant hoe gemakkelijker het gaat. In normale omstandigheden zijn het de kauwspieren die de mond sluiten. Bij een luxatie (en ook bij een blokkering) zijn het juist de kauwspieren die de abnormale stand handhaven.

Hoe soepeler het gewricht, hoe gemakkelijker het (sub)luxeert. Bij de schouder en de kaak kan een 'verkeerde' beweging genoeg zijn; bij een heup zijn scheuring van het kapsel en een fors ongeval nodig. Bij een soepel gewricht is het weer op zijn plaats zetten ook gemakkelijker dan bij een stijf gewricht. Hoe vaker een schouder uit de kom is geweest, des te gemakkelijker is het om hem opnieuw te luxeren en weer op zijn plaats te krijgen.

Ook een SI-gewricht kan luxeren of subluxeren. Als op röntgenfoto's en/of CT- en/of MRI-scans grote standafwijkingen worden gezien is de diagnose niet moeilijk. Het is de vraag of een SI-gewricht in een gesubluxeerde stand of in een normale stand kan blokkeren. De testen die worden aanbevolen om een abnormale beweeglijkheid van de SI-gewrichten vast te stellen zijn doorgaans onbetrouwbaar. Dat wil zeggen dat, wanneer de test door twee deskundigen wordt uitgevoerd, de kans groot is dat zij niet tot dezelfde conclusie komen. Ik ben ervan overtuigd dat het mogelijk is testen te ontwikkelen waarmee het wel mogelijk is om op een betrouwbare wijze vast te stellen of sprake is van een abnormale beweeglijkheid van de bekkengewrichten. Voorlopig moeten we het doen met de theorie. Nog moeilijker is aan te tonen dat patiënten voorbijgaande subluxaties hebben. Verdenking hierop kan rijzen als patiënten vertellen dat ze bij het bewegen af en toe geluidjes horen rond de SI-gewrichten. Vooral bij het zich omdraaien in bed zou dat vaak voorkomen.

De meest voorkomende blokkering zou een abnormaal vooroverkantelen zijn van een van de twee bekkenhelften. De abnormale stand heeft direct invloed op de beweeglijkheid (en mogelijk op de stand) van de andere bekkenhelft en de onderste lendenwervels. Net als bij een geblokkeerde onderkaak wordt de abnormale stand gehandhaafd door een hoge spanning in de spieren.

BEHANDELING VAN BLOKKERING

In Nederland bestaan misschien wel tien stromingen in de manuele therapie. De bekendste zijn: orthomanuele geneeskunde (= methode Sickesz), methode Marsman, methode Van der Bijl, methode Cyriax, methode Eindhoven, chiropraxie en osteopathie. Het is onmogelijk om aan te geven welke methode het meest geschikt is voor het behandelen van blokkering bij bekkeninstabiliteit. Misschien is de ene patiënt wel het beste af met methode zus en de andere met methode zo. Meestal moet de behandeling worden uitgevoerd door een manueel therapeut. Hij gebruikt daarbij meestal de benige uitsteeksels van het bekken of het bovenbeen als 'handvat' en duwt en trekt de onderdelen van het bekken in de gewenste richting.

Sommige behandelingen kan de patiënt zelf uitvoeren. Twee van die methoden zal ik hier nader bespreken.

Methode van Richard DonTigny

De Amerikaanse fysiotherapeut Richard DonTigny heeft een paar oefeningen beschreven die de patiënt zou kunnen doen om een blokkering te behandelen. Hij gaat er daarbij van uit dat een bekkenhelft abnormaal voorover is gekanteld. Om deze stand te corrigeren is er een passieve en een actieve methode. Bij een passieve methode worden de spieren rond de heup en het SI-gewricht zo veel mogelijk ontspannen. Bij de actieve methode worden die spieren op een slimme manier gebruikt om het werk te doen.

Bij de passieve methode wordt het bovenbeen in de heup zo ver mogelijk gebogen. De knie wordt dus in de richting van de neus bewogen. De patiënt kan het zelf doen met gebruikmaking van de armspieren, of de therapeut kan het doen. Door het andere been in de heup naar achter te bewegen wordt voorkomen dat het bekken als geheel achteroverkantelt. De oefening kan bijvoorbeeld worden gedaan als de patiënt op zijn rug ligt. Als we ervan uitgaan dat de rechter bekkenhelft te veel voorover is gekanteld, trekt de patiënt de rechter knie met beide handen zo ver mogelijk tegen zich aan. Het linker been blijft daarbij plat op de onderlaag. Bij een staande patiënt kan dezelfde oefening worden gedaan; de patiënt staat op het linker been. Een andere variant is staande met de rechter voet op een stoel of tafel en de romp wordt bewogen in de richting van de knie.

Bij de actieve oefening worden de spieren aan de achterkant van de heup (de hamstrings en de bilspieren) krachtig aangespannen. De patiënt ligt bijvoorbeeld op de rug op de grond, buigt de rechter heup en knie 90 graden en legt het rechter onderbeen op een stoel. Vervolgens drukt de patiënt het onderbeen krachtig tegen de zitting van de stoel. Meestal wordt daardoor de rechter bil opgetild. De oefening kan ook worden gedaan met de rechter voet op de onderzoeksbank en de knie 90 graden gebogen. Als de patiënt de hiel in de onderzoeksbank duwt spannen de hamstrings aan. Weer een andere variant is staande in een deurpost. De patiënt staat daarbij met de rug tegen het ene deel van de deuropening en plaatst de voet tegen de andere kant. Actief en passief kunnen gecombineerd worden; bijvoorbeeld: de patiënt ligt op de rug, trekt met de armen het been zo veel mogelijk naar zich toe en spant daarna ook nog eens de hamstrings en de bilspieren.

Het principe is steeds hetzelfde. Meestal wordt geadviseerd de oefening tien tellen vast te houden, dan even te ontspannen en de oefening enkele malen te herhalen. Het wordt aangeraden de oefening 's ochtends en 's avonds een paar minuten te doen.

Methode van Cecile Röst

De Nederlandse fysiotherapeute Cecile Röst heeft een andere methode ontwikkeld om een blokkering op te heffen. Zij veronderstelt dat als bij een blokkering één bekkenhelft voorover is gekanteld er ook een verschuiving heeft plaatsgevonden naar voor en een draai naar binnen. Soms is de blokkering juist naar de andere kant: achterover, met een verschuiving naar achter en een draai naar buiten. Vaak is de ene helft zus en de andere helft zo geblokkeerd. In dat geval is er een 'verwringing'. Ter behandeling moet de patiënt op de rug gaan liggen, met de benen wat opgetrokken en de voeten met de onderzijde tegen elkaar. Vervolgens probeert de patiënt de knieën zo ver mogelijk uit elkaar te bewegen. Het is daarbij de bedoeling dat de benen aan beide zijden even ver komen. Als dat niet lukt, moet worden gewacht. De zwaartekracht doet zijn werk en de spieren ontspannen op een gegeven moment. Soms moet de zwaartekracht een beetje worden geholpen door zachte, verende druk tegen de knieën te geven. De druk moet naar buiten worden gericht en tegelijkertijd iets naar het hoofdeinde van de liggende patiënt. Indien de benen slechts weinig kunnen worden gespreid, kan ook wat druk worden gegeven op de knie naar achter (dus in de richting van de onderlaag waar de patiënt op ligt). De patiënt kan dat vaak zelf doen. Pas als de beweging naar buiten beiderzijds even ruim is en pijnvrij, kan met de oefening worden gestopt.

Er zijn nog steeds voorstanders van het deblokkeren die de fout maken te denken dat iedereen met bekkeninstabiliteit deblokkering nodig heeft, en bovendien dat deze behandeling afdoende is. Andere behandelingen zouden niet meer nodig zijn als de blokkering is opgeheven. Ik denk dat elke patiënt die met succes behandeld is met welke vorm van manuele therapie dan ook, moet worden nabehandeld met oefentherapie (zie hoofdstuk 10-12) en/of leefregels.

Te hoge spierspanning

Door pijn en angst voor pijn zijn spieren rond pijnlijke gewrichten vaak erg gespannen. Gespannen spieren staan zowel manuele therapie als oefentherapie in de weg. Het gespannen zijn van de spieren is vermoeiend en kan belastend zijn voor gewrichtsbanden. Te hoge spanning komt bij bekkeninstabiliteit voor in de spieren rond de heupen en de bekkenbodem. Klachten van te hoge spierspanning nemen meestal toe bij kou, pijn en psychische stress en nemen af bij warmte, psychische ontspanning, in (vooral warm) water en bij losjes bewegen. Vaak heeft alcoholgebruik een gunstige uitwerking.

De behandeling van hoge spierspanning kan op veel manieren plaatsvinden. Vaak worden verschillende technieken in combinatie toegepast:
- ontspannen, door de tegengestelde spieren licht aan te spannen;
- oprekken van de spier binnen de pijngrens; zodra geforceerd wordt gerekt, reageert de patiënt met aanspannen;
- bewegen; vooral snel en ritmisch bewegen (bijv. dansen, snelwandelen, oefenen op een crosstrainer);
- warmte;
- de spier masseren;
- zwaartekracht uitschakelen, bijvoorbeeld door te oefenen onder water;
- een vertrouwde omgeving creëren; de patiënt moet zich op zijn gemak voelen;
- medicatie: pijnstillers, spierverslappers en kalmeringsmiddelen.

Over spanning in de bekkenbodem zijn boeken volgeschreven. Het gaat te ver om er hier over uit te weiden. Het probleem bij de bekkenbodem is dat te weinig spanning niet goed is en te veel ook niet. Het vaststellen van de spanning gebeurt het nauwkeurigst met een drukmeter in vagina en/of anus. Een hoge spanning kan worden vermoed bij de volgende klachten: pijn in de bekkenbodem en/of de stuit, veel meer pijn bij het zitten dan verwacht mag worden (op basis van de pijn bij het staan, lopen en liggen), bij het plassen een dun straaltje, soms zo erg dat de patiënt moet persen tijdens het plassen, moeilijkheden bij het inbrengen van een vaginale tampon, pijn bij het vrijen (vooral pijn tijdens het inbrengen van de penis), problemen tijdens het krijgen van ontlasting en pijn bij het aanspannen van de bekkenbodem. Niet zelden zijn de problemen ten gevolge van een te hoge spierspanning begonnen tijdens een behandeling tegen vermeende zwakte van de bekkenbodem. Angst om urine te verliezen speelt een belangrijke rol. Ontspanningsoefeningen voor de bekkenbodem kunnen dan het beste worden geleerd tijdens het plassen, of in een warm bad.

Incontinentie

Veel oefeningen voor bekkeninstabiliteit zijn dezelfde als voor incontinentie. Beide behandelingen zijn gebaseerd op het verbeteren van de controle over de spieren van de bekkenbodem en over de ademhaling. Patiënten die voor incontinentie worden behandeld bouwen soms een te hoge spanning op van de bekkenbodem (zie de vorige paragraaf). Bij de combinatie bekkeninstabiliteit en incontinentie heeft het mijn voorkeur eerst de bekkeninstabiliteit te behandelen.

Stuitpijn

Pijn rond de stuit is zeer hinderlijk. De patiënt weet op een gegeven moment niet meer hoe te zitten. Het komt voor dat het staan, lopen en liggen steeds beter gaan, maar dat verbetering bij het zitten en fietsen achterblijft. Allerlei hulpmiddelen (zachte kussens of een opgeblazen zitring) kunnen dienen om de pijnlijke plek te ontzien. Een gerichte behandeling is vaak moeilijk.
Een van de mogelijkheden is dat de pijn veroorzaakt wordt door irritatie van het gewrichtje tussen heiligbeen en staartbeen. Vaak is er dan niet alleen pijn bij het zitten, maar ook tijdens het krijgen van ontlasting. De therapeutische mogelijkheden zijn: inspuiten van het gewrichtje, oprekken van de bekkenbodem (daarbij wordt de punt van het staartbeen enige tijd naar achter geduwd) en operatieve verwijdering van het staartbeen.

Soms wordt de pijn in de buurt van de stuit veroorzaakt door irritatie van de banden van de SI-gewrichten. Bij onderzoek blijkt dan dat de pijn niet in de middenlijn zit, maar net naast de stuit. De pijn is dan vaak onderdeel van de instabiliteit en zal waarschijnlijk afnemen zodra de instabiliteit vermindert.

Soms is de pijn in de stuit het gevolg van een probleem onder in de rug. Deze mogelijkheid wordt waarschijnlijker als de patiënt naast pijn in de stuit ook pijn onder in de rug heeft, precies in de middenlijn, en als de patiënt klaagt over een doof gevoel en/of tintelingen in het zitvlak. Meestal ontstaan deze gevoelsstoornissen tijdens lang zitten en vooral na lang fietsen.

Ten slotte kan stuitpijn veroorzaakt worden door een te hoge spanning van de bekkenbodem. Vervelend genoeg kan een veranderde (te hoge of te lage) spanning van de bekkenbodem het gevolg zijn van stuitpijn. Het is simpel te bedenken dat daardoor de klachten jaren kunnen blijven bestaan.

Vaak is het niet duidelijk waarom de stuit zo pijnlijk is. Als geen duidelijke oorzaak wordt gevonden, is het de moeite waard om de patiënt te trainen om steeds langer te gaan zitten. Bijvoorbeeld elk uur vijf minuten gewoon zitten op een gewone stoel. Na een week tien minuten, enzovoort. Als het erg goed gaat mag de patiënt niet langer doorgaan dan de afgesproken tijd; heeft ze veel last dan mag het niet korter. Het schema wordt per week in samenspraak met de patiënt bijgesteld.

Natuurlijk is medicamenteuze pijnbestrijding mogelijk. De gewone pijnstillers zijn daarvoor te gebruiken. Soms reageert de pijn rond de stuit opvallend goed op een van de antidepressiva. Het mechanisme is niet duidelijk, maar het is wel het proberen waard. Voor meer informatie is er zelfs een website voor stuitproblemen: www.coccyx.org.

Toename van pijn tijdens de menstruatie

Het is niet duidelijk waarom de klachten van bekkeninstabiliteit zo sterk toenemen rond de menstruatie. Ik ken een paar vrouwen die geen baarmoeder meer hebben, en nog steeds elke maand een verslechtering ervaren. Vrouwen die de pil niet gebruiken, proberen soms of de pil helpt tegen deze pijn; andere vrouwen stoppen er juist mee of nemen een andere pil. Sommigen proberen wel eens de pil een paar maanden zonder onderbreking te slikken, dus zonder stopweek. Een enkele keer lijkt dat te helpen, maar de indruk bestaat dat het allemaal niet uitmaakt. Meestal begint de pijn al tijdens de laatste dagen van het slikken van de pil; dan heeft het helemaal geen zin om te proberen of

doorslikken helpt. Een week lang pijnstillers (met name ontstekingsremmers; zie ook hoofdstuk 14) gebruiken helpt vaak nog het beste.

Slijmbeursontsteking

De combinatie bekkeninstabiliteit en een ontsteking van de slijmbeurs
aan de zijkant van de heup komt vaak voor. Het is normaal al moeilijk
om keihard vast te stellen of iemand daar een ontsteking van de
slijmbeurs heeft. Bij bekkeninstabiliteit is dat nog moeilijker. Immers,
het heupgebied kan bij bekkeninstabiliteit pijnlijk zijn door uitstraling
vanuit het SI-gewricht. Bij twijfel wordt wel gewerkt met een proef-
behandeling met een verdovende injectie. Na de inspuiting wordt
direct getest om te verifiëren of de pijn minder is of niet. Indien de pijn
(vrijwel) niet meer kan worden opgewekt na de verdoving, is de diagnose slijmbeursontsteking vrijwel zeker. Er kan dan een behandeling
plaatsvinden met enkele injecties met bijnierschorshormoon. Vaak
helpt het goed, maar helaas komt de ontsteking na verloop van tijd
vaak terug.

Kapselontsteking van de heup

Een aandoening van het heupgewricht komt niet vaak voor in combinatie met bekkeninstabiliteit. Toch is het wel erg belangrijk om daar
alert op te zijn, want de behandeling is heel anders, en het is vrijwel
niet mogelijk om de patiënt van bekkenklachten af te helpen zolang de
heup niet hersteld is. Een aandoening van het heupgewricht is moeilijk vast te stellen als er tevens bekkeninstabiliteit is.
Een ontsteking van het kapsel van het heupgewricht gaat gepaard met
stijfheid van de heup. Iemand met veel stijfheid maakt daardoor ge-
forceerde bewegingen in de bekkengewrichten en de onderrug. Dit
gebeurt vooral bij rechtop staan en bij het platliggen op de buik of rug.
Opvallend is dat stijfheid van de heup door slijtage bij bejaarden zich
vaak presenteert met pijn in het bekken. Ook dan geldt dat de pijn in
de rug en/of het bekken niet te behandelen is zolang de heup stijf is.

19 Zwangerschap na bekkeninstabiliteit

Inleiding

De hierna genoemde adviezen zijn een samenvatting van de adviezen die in de voorgaande hoofdstukken zijn besproken.

1 De vrouw beslist zelf of ze weer zwanger wil worden, niet de dokter.
2 Als iemand tijdens of direct na een zwangerschap ernstige bekkenklachten heeft gehad, is er 50% kans dat de klachten in een volgende zwangerschap weer opflakkeren.
3 De indeling in hormonale en mechanische bekkeninstabiliteit is achterhaald. Het maakt voor het beleid en de prognose niets uit of de klachten ooit begonnen zijn tijdens een zwangerschap of na een bevalling.
4 In de tweede zwangerschap komen de klachten van het bekken gemiddeld eerder (meestal in de derde maand) en zijn ze hinderlijker dan in de eerste zwangerschap. Bij de derde en volgende zwangerschappen is het verschil gemiddeld veel kleiner.
5 De hinder van bekkeninstabiliteit is aanmerkelijk minder als de vrouw tijdens een zwangerschap op een verstandige manier met de klachten omgaat.
6 De kans op blijvende ernstige beperkingen als gevolg van bekkenklachten door zwangerschap is ongeveer 1 op 1000. Vrouwen met bekkenklachten in het verleden lopen niet meer risico op blijvende ernstige handicaps dan vrouwen met een blanco voorgeschiedenis.
7 Het is voor het voorkómen van klachten beter te wachten met een volgende zwangerschap tot het herstel maximaal is.
8 Het is voor het voorkómen van klachten beter te wachten met een volgende zwangerschap tot het jongste kind niet meer hoeft te worden getild bij traplopen, enzovoort.

Adviezen aan de zwangere vrouw

1 Pijn tijdens alledaagse activiteiten betekent nooit dat iets kapotgaat.

2 De klachten zijn gunstig te beïnvloeden door een goede algemene conditie, door oververmoeidheid te vermijden en door te leren om met de spieren het bekken te stabiliseren.
3 Een bekkenband moet niet door iedereen met klachten klakkeloos worden gebruikt. Het is het beste om de spieren de gelegenheid te geven hun werk te doen als de vrouw fit is. Dan moet ze hem niet dragen. Het is de bedoeling dat de band vooral wordt gedragen tijdens belastende situaties. Meestal weet de zwangere zelf wel waardoor de klachten toenemen. Vooral in die situaties moet ze de band dragen. Als ze niet precies weet wanneer ze hem moet dragen, wordt geadviseerd hem te gebruiken tijdens staan en lopen als ze moe is, en tijdens zitten, liggen of fietsen uitsluitend als ze het prettig vindt. Het is raadzaam om de band elk uur even, vijf tot vijftien minuten, af te doen.

De conditie bevorderen/oververmoeidheid vermijden

Mijn advies luidt dus: zoek activiteiten die veel bijdragen aan de conditie en weinig pijn en vermoeidheid veroorzaken. De volgende activiteiten leveren weinig conditie op en kosten naar verhouding erg veel energie en pijn achteraf: traplopen, gebukt werken (stofzuigen, bedden opmaken, kind verzorgen, eten koken, strijken, enz.), stilstaan en slenteren. Deze activiteiten zijn niet verboden. Het is raadzaam om ze tot een minimum te beperken en ze in ieder geval niet te zoeken ter wille van een betere conditie. Een goed alternatief voor slenteren is dóórlopen. Een goed alternatief voor lopen is fietsen.
Om de conditie te verbeteren wordt aangeraden te fietsen of te zwemmen. Dat is meestal tot het einde van de zwangerschap goed uitvoerbaar.

Bij het oefeningen doen voor een betere conditie geldt:
– Eenmaal per week oefenen is te weinig.
– Tweemaal per 48 uur oefenen is te vaak.
– Na het oefenen moet de patiënt binnen 36 uur hersteld zijn van de toegenomen pijn en vermoeidheid.
– De bewegingen moeten normaal worden uitgevoerd (alsof er geen pijn is).
– Pijn tijdens het oefenen betekent niet dat de oefening te zwaar is; geen pijn wil niet zeggen dat de oefening te licht is.
– De slaap mag niet ernstig worden verstoord door de training.
– De oefening is elke keer even zwaar, maar mag na verloop van tijd zwaarder worden gemaakt (10% tot maximaal 20%).

- Het besluit om zwaarder te gaan trainen wordt niet gemaakt tijdens de oefeningen.
- Als de training eenmaal zwaarder is gemaakt, mag de patiënt niet meer terug.

Indien de tijd die nodig is om te herstellen langer is dan 36 uur, wijst dat erop dat de oefening te zwaar was. Na enkele dagen rust kan de training worden hervat op een lager niveau. Merkt de patiënt tijdens en achteraf helemaal niets van het oefenen dan zijn de oefeningen misschien te licht. Bij een volgende gelegenheid kan dan wat zwaarder worden getraind. Als tien minuten fietsen of zwemmen in een zeer laag tempo langer dan 36 uur herstel vraagt moet de poging als mislukt worden beschouwd. Er moeten dan oefeningen worden bedacht die wel aan die eis kunnen voldoen.

Met de spieren het bekken stabiliseren

Het is (nog) nooit bewezen, maar de indruk is dat vrouwen die geleerd hebben om hun bekken te stabiliseren minder klachten hebben dan vrouwen die het níet kunnen. In de hoofdstukken 10 en 11 van dit boek wordt beschreven hoe dat moet. Het is daarbij nodig een deskundige therapeut te raadplegen.

Verloskundige zorg bij bekkenklachten

In grote lijnen is de verloskundige zorg voor vrouwen met bekkenklachten niet anders dan die voor vrouwen zonder bekkenklachten. Bij de bevalling van een patiënt met bekkenklachten moet rekening worden gehouden met beperkingen door pijn in de bekkenregio (bij het aan- en uitkleden, bij het veranderen van houding, enz.) en met vervelende ervaringen van de vrouw bij eerdere bevallingen. Degene die de bevalling gaat begeleiden moet er tijdens de zwangerschap zo veel mogelijk rekening mee houden dat de vrouw in een zo goed mogelijke conditie blijft.

Dit houdt niet in dat een vrouw met bekkenklachten naar een gynaecoloog moet worden verwezen. Het is ook niet nodig om bij elke vrouw met bekkenklachten tot een keizersnede over te gaan, een echo te laten maken of de bevalling kunstmatig op gang te brengen ('in te leiden'). Het is *bij elke zwangere* (klachten of niet) nodig te beoordelen of er een wanverhouding is tussen de afmetingen van het bekken en de ruimte die het kind nodig heeft (op basis van grootte en ligging). Daar is soms echografie voor nodig en soms wordt in verband met een (dreigende) wanverhouding de bevalling vervroegd ingeleid of een keizersnede uitgevoerd. Er wordt tijdens een bevalling bij elke zwangere (klachten of niet) rekening gehouden met behoefte aan pijnbestrijding en met de wensen van de vrouw.

Het is nog nooit bewezen dat de ene houding tijdens het persen beter is dan de andere. De meeste deskundigen denken dat persen met een maximaal gebolde rug misschien wat meer risico met zich meebrengt (voor het ontstaan dan wel verergeren van klachten) dan de andere houdingen. Het is nooit bewezen. Het advies is om de houding in de eerste plaats te laten bepalen door wat de barende prettig vindt en door de wensen van degene die de bevalling begeleidt (de verloskundige moet op verantwoorde wijze haar werk kunnen doen). Als het de barende en de begeleider niet uitmaakt, wordt geadviseerd in eerste instantie niet te persen met een maximaal gebolde rug (neus en knieën dicht bij elkaar). Als blijkt dat het in de andere houdingen, om welke reden dan ook, niet gaat, kan altijd nog met een bolle rug worden geperst. Ook hier geldt weer dat het advies niet anders is dan bij vrouwen zonder klachten.

Na de bevalling

Het is de bedoeling de conditie geleidelijk weer op te bouwen. Tijdens de zwangerschap moesten activiteiten geleidelijk worden verminderd of gestaakt. Na de bevalling komen ze in omgekeerde volgorde weer terug. Het is niet verstandig om wekenlang in bed te blijven en evenmin om de dag na de bevalling alles weer te gaan doen alsof er niets gebeurd is. Na 24 uur moet een poging worden ondernomen om met de hulp van een bekkenband of sluitlaken een klein stukje in de kamer te lopen en even op een stoel of op het toilet te zitten. Traplopen wordt ontraden, evenals lopen met grote stappen en op één been staan (aan- en uitkleden en afdrogen). Per dag worden de activiteiten iets uitgebreid. Na een week is het vaak wel mogelijk om trappen te lopen, maar beter is het dat niet te doen als het niet nodig is. Maak gebruik van de regels die gesteld zijn voor trainingsopbouw. Elke vier weken moet op een of andere manier een aanzienlijke winst worden geboekt: de patiënt kan meer met dezelfde hoeveelheid pijn en vermoeidheid of kan hetzelfde met minder pijn en vermoeidheid. Als het herstel na de bevalling niet vordert, moet de patiënt worden behandeld.

Arbeidsongeschiktheid en de wet

Inleiding

Werken bij bekkeninstabiliteit geeft vaak problemen. Bij een zwangere vrouw met veel klachten is zwaar werk niet mogelijk; daar wordt door niemand aan getwijfeld. In veel situaties is moeilijk te bepalen wat iemand met bekkeninstabiliteit wel en niet kan. Dat is een bron van discussie en frustratie, voor patiënten, maar ook voor hulpverleners en verzekeringsartsen. In dit hoofdstuk zal ik niet de hele wetgeving bij ziekte behandelen, maar wel die onderdelen eruit lichten waarbij bekkeninstabiliteit net iets anders is dan andere gezondheidsproblemen.

Vooraf wil ik benadrukken dat ik geen jurist ben. De adviezen die ik hier geef heb ik naar eer en geweten getoetst, maar het is verstandig een en ander altijd te verifiëren voordat u belangrijke beslissingen neemt. Bedenk ook dat dit hoofdstuk is geschreven in 2007, en dat sociale wetten enorm aan verandering onderhevig zijn. Je hoort wel eens: het enige wat constant is aan sociale wetten, is dat ze veranderen.

Om op de hoogte te blijven van het laatste nieuws is het internet een beter medium dan een boek. De volgende sites worden aanbevolen:
- www.verlofwijzer.szw.nl (verlofregelingen);
- www.minvws.nl (diversen);
- www.szw.nl (diversen);
- www.werkennaarvermogen.nl (WIA).

Zwangerschapsverlof

Elke zwangere werknemer heeft recht op zestien weken uitkering rond de bevalling conform de Wet Arbeid en Zorg. De zwangere mag zelf weten wanneer dat verlof ingaat, als ze maar vier tot zes weken voor de uitgerekende datum stopt. Wat ze vóór de bevalling opneemt wordt er na de bevalling van afgetrokken, maar het verlof na de bevalling is wel altijd minstens tien weken. Bijvoorbeeld: als de vrouw stopt met werken en drie weken later bevalt heeft ze na de bevalling nog dertien weken over. Als ze vijf weken voor de uitgerekende datum stopt met werken, maar pas twee weken na de uitgerekende datum bevalt, heeft ze na de bevalling toch recht op tien weken bevallingsverlof. De hoogte van de uitkering tijdens het zwangerschapsverlof is 100% van het laatstverdiende loon, maar maximaal het maximumdagloon.

De Ziektewet

DE ZIEKTEWET EN DE DIAGNOSE BEKKENINSTABILITEIT

Volgens de Ziektewet heeft iemand recht op een uitkering als hij 'ongeschikt is tot het verrichten van zijn arbeid als rechtstreeks en objectief medisch vast te stellen gevolg van ziekte'.

Het zou prettig zijn als de diagnose bekkeninstabiliteit met een bloedonderzoek kon worden vastgesteld. Dat kan niet. Op röntgenfoto's is bij bekkeninstabiliteit meestal vast te stellen dat de bekkengewrichten een paar millimeter kunnen bewegen, maar dat geeft alleen klachten als het gebruik van de stabiliserende spieren te wensen overlaat. De spieren zien er meestal goed uit. De patiënt kan de spieren meestal goed aanspannen, dus hoe ziet iemand het verschil tussen niet kunnen en niet willen werken? Het is (nog) niet bewezen, maar het verschil zit waarschijnlijk in het op het juiste moment aanspannen van de spieren en het uithoudingsvermogen van de spieren. Dat zie je niet op een foto. Een mevrouw zei eens: 'Van mij mogen ze me opensnijden, dan kunnen ze zien dat ik wat mankeer.' Zelfs dat zou niets opleveren. Je ziet niet aan een spier of iemand hem goed of slecht gebruikt. De vingerspieren van een pianiste zien er hetzelfde uit als die van een typiste, en toch kunnen ze beiden iets wat de ander niet kan. Maar bewijs maar eens dat iemand iets niet kan.

Gelukkig is het niet nodig dat wordt vastgesteld welke ziekte de patiënt heeft. Het is voldoende als de verzekeringsarts vaststelt dat er sprake is van een ziekte. Het is belangrijk dat de arts het beeld kan herkennen. Ik vergelijk het wel eens met een tenniselleboog. De spieren zijn goed ontwikkeld, en toch heeft de patiënt pijn en weinig kracht. Op een foto en in het bloed zijn geen afwijkingen. Gelukkig herkennen veel artsen bekkeninstabiliteit tegenwoordig zonder aarzelen.

De verzekeringsarts beoordeelt vervolgens de mogelijkheden van de patiënt om te functioneren in arbeid. Bij de Ziektewet gaat het daarbij om het eigen werk.

DE ZIEKTEWET EN DE HOOGTE VAN DE UITKERING

Als een werknemer zich ziek meldt tijdens de zwangerschap door een aandoening die niets met de zwangerschap te maken heeft (bijv. door een gebroken been), dan zal het salaris tijdens deze ziekte door de werkgever doorbetaald worden. Volgens wettelijke bepalingen zal de werkgever minimaal 70% van het loon maar minstens het minimumloon moeten doorbetalen. De 16-wekenregeling van het zwangerschapsverlof gaat zes weken voor de uitgerekende datum automatisch in. Als ze na de bevalling voorspoedig herstelt, moet ze aan het einde van het zwangerschapsverlof weer gaan werken. Als de arbeidsongeschiktheid aanhoudt, betaalt de werkgever na het zwangerschapsverlof weer het salaris door, minimaal 70%. De uitkering tijdens de zestien weken is 100% van het laatstverdiende salaris.

Als de zwangere vrouw voordat de uitkering krachtens de Wet Arbeid en Zorg ingaat ziek wordt in verband met zwangerschapsklachten heeft zij recht op ziekengeld. Wachtdagen zijn niet aan de orde. Het ziekengeld bedraagt 100% van het dagloon. Als na afloop van de zwangerschaps- en bevallingsuitkering nog sprake is van ziekte in verband met de doorgemaakte zwangerschap of bevalling blijft men recht houden op ziekengeld zolang in verband met deze klachten arbeidsongeschiktheid blijft voortduren. Dit ziekengeld bedraagt ook 100% van het dagloon. Bekkeninstabiliteit wordt als zwangerschapgerelateerd aangemerkt, als er duidelijk voldoende verband bestaat tussen de zwangerschap en de bekkeninstabiliteit.

Uiteraard is de uitkering verhoudingsgewijs lager als iemand het werk gedeeltelijk hervat.

Als iemand een intensieve behandeling volgt is het voor het succes van de therapie vrijwel altijd nodig dat de patiënt tijd en energie vrijmaakt voor de behandeling. Een baan die te veel energie vraagt is dan niet te combineren met de behandeling. Veel patiënten krijgen daarom het advies om zich ziek te melden. Dat betekent niet dat ze op dat moment volledig arbeidsongeschikt zijn. Het wil alleen maar zeggen dat werken en therapie volgen niet te combineren is. Zodra de therapie stopt, kan het werk weer worden hervat, hopelijk op een hoger niveau.

Indien men zich vanuit een situatie waarin men een werkloosheidsuitkering ontvangt, ziek meldt bij het UWV, zal op dezelfde wijze ziekengeld en een uitkering conform de Wet Arbeid en Zorg worden uitbetaald.

De Wet Werk en Inkomen naar Arbeidsvermogen (WIA)

DE WIA EN DE DIAGNOSE BEKKENINSTABILITEIT

Met ingang van 29 december 2005 heeft de WIA de WAO vervangen. Mensen die op deze datum een WAO-uitkering ontvingen bleven onder de WAO-bepalingen vallen.

Iemand die na 29 december 2003 ziek is geworden en langer dan twee jaar (104 weken) ziek is valt daarna onder de Wet Werk en Inkomen naar Arbeidsvermogen (WIA). De zestien weken zwangerschaps- en bevallingsverlof tellen daarbij niet mee. Bij bekkeninstabiliteit die in de zwangerschap is begonnen wordt de WIA dus van kracht 120 weken (104 + 16) na de laatste gewerkte dag.

In de WIA wordt bekkeninstabiliteit in het hokje gestopt met het etiket 'moeilijk objectiveerbare aandoeningen'. Onder dat etiket vallen ook: de meeste psychische ziekten (zoals burn-out), aspecifieke lagerugpijn, RSI, ME, fibromyalgie en whiplash. Het systeem heeft één voordeel, en dat is dat er geen discussie hoeft te worden gevoerd over de diagnose. Het maakt immers niets uit of iemand bekkeninstabiliteit heeft of gewone rugpijn. En het is voor de uitkering ook niet van belang als iemand beweert dat patiënten met bekkeninstabiliteit eigenlijk overspannen zijn. Het maakt voor de behandeling wel uit, maar (op dit moment) voor de hoogte van de uitkering niet.

DE WIA EN HET PERCENTAGE ARBEIDSONGESCHIKTHEID

Het is ronduit moeilijk om de ernst van bekkeninstabiliteit te bepalen. Bij het behandelen van bekkeninstabiliteit wordt gebruik gemaakt van vragenlijsten, krachtmeting en het aanspanningspatroon van de spieren. Bij al die metingen is de medewerking van de patiënt vereist. Een behandelaar hoeft niet te twijfelen aan die medewerking. Een beoordelaar voor arbeidsongeschiktheid heeft de plicht eraan te twijfelen.

Bijkomend probleem is dat de resultaten van de metingen voor de ernst van de klachten bij bekkeninstabiliteit sterk beïnvloed worden door vermoeidheid van de patiënt. Het maakt nogal wat uit of een vrouw met bekkeninstabiliteit onderzocht wordt na drie weken vakantie, of na een week waarin twee zieke kinderen haar uit de slaap hebben gehouden en haar man voor zaken in het buitenland was. Hoe moet een verzekeringsarts omgaan met het gegeven dat de patiënt waarschijnlijk niet herstelt omdat ze oververmoeid is, of omdat ze net gescheiden is, en twee kinderen heeft die veel aandacht vragen?

De Wet WIA kent twee regelingen:
- regeling inkomensvoorziening volledig arbeidsongeschikten (IVA);
- regeling werkhervatting gedeeltelijk arbeidsgeschikten (WGA).

De regeling IVA geldt voor mensen die volledig en duurzaam arbeidsongeschikt zijn. 'Volledig' wil zeggen dat iemand minder dan 20% van het laatstverdiende loon kan verdienen en 'duurzaam' wil zeggen dat er geen of slechts een geringe kans op herstel is. Het is wel duidelijk dat patiënten met bekkeninstabiliteit daar (vrijwel) niet voor in aanmerking komen. De IVA-uitkering bedraagt 75% van het laatstverdiende salaris.

De regeling WGA kent een uitkering voor gedeeltelijk arbeidsgeschikten (35-65%) en voor mensen die wel volledig maar niet duurzaam arbeidsongeschikt zijn.

Uitgangspunt van de WGA is dat het gaat om mensen die een kans hebben om al dan niet gedeeltelijk weer aan de slag te gaan. De uitkering zal nooit hoger zijn dan 50,75% van het laatstverdiende loon.

De regeling gaat ervan uit dat mensen die minder dan 35% arbeidsongeschikt zijn bij hun werkgever in dienst kunnen blijven en met enige aanpassingen gere-integreerd kunnen worden.

De Wet WIA laat dus weinig discussie toe over de diagnose. De discussie gaat wel over het percentage waarin iemand in staat is te werken. Het gaat daarbij niet simpelweg om het aantal uren, maar om de hoeveelheid geld (in procenten van het oude salaris) die iemand nog zou kunnen verdienen. Bij de WIA gaat het daarbij niet alleen om het eigen werk maar ook om ander werk. Het doet er niet toe of in dat werk gemakkelijk een baan te vinden is of niet.

> Een verpleegkundige met bekkeninstabiliteit kan haar eigen werk niet meer doen. Na twee jaar ziekte wordt ze gekeurd voor de WIA. Vastgesteld wordt dat ze nog wel kan werken als docent op een opleiding voor verpleegkundigen. Ze zou daarmee 75% kunnen verdienen van haar oude salaris. Ze is dus voor 25% arbeidsongeschikt.
> Een vrouwelijke chirurg die in dezelfde situatie verkeert kan ook les gaan geven aan de opleiding voor verpleegkundigen. Ze verdient dan nog maar 40% van wat ze eerst verdiende. Ze is volgens deze regel dus 60% arbeidsongeschikt.

Voor beide vrouwen geldt dus met dezelfde kwaal een ander percentage arbeidsongeschiktheid.

Om vast te stellen wat iemand met beperkingen nog kan, heeft de uitkeringsinstantie een computerprogramma. De arts vult in wat iemand kan en de computer stelt aan de hand daarvan vervolgens vast welke banen passen bij die vaardigheden. Dat lijkt een geweldig betrouwbare methode ('de computer rekent het uit'), maar is in mijn ogen erg willekeurig. Immers, het lijstje met wat iemand kan wordt met een enorme natte vinger ingevuld. Er staat bijvoorbeeld dat iemand 5 kg kan tillen. Het is onduidelijk hoe de invuller aan 5 kg komt. Waarom niet 2 kg of 10 kg? In hoofdstuk 8 heb ik aangegeven hoe de ernst van bekkeninstabiliteit kan worden vastgesteld. Ik vraag me af hoe de resultaten van die metingen te herleiden zijn tot wat iemand kan tillen. Er staat ook niet bij hóe die 5 kg getild wordt. Het maakt nogal wat uit of je een koffer met een mooi handvat van de grond tilt of een kind uit een bedje met een opstaande rand.

Ontslag

Het is wettelijk verboden om iemand te ontslaan vanwege zwangerschap. Dat verbod geldt tot zes weken na werkhervatting. Heeft iemand een tijdelijk contract, dan gelden andere regels. Zodra een dergelijk contract afloopt is de werkgever niet verplicht het te verlengen. De zwangerschap mag niet de reden zijn om een tijdelijk arbeidscontract niet te verlengen, maar werkgevers zullen de zwangerschap niet aanvoeren als reden voor het niet-verlengen van zo'n contract.
Ontslag tijdens de eerste twee jaren van ziekte mag ook niet. De werkgever heeft de plicht om binnen het bedrijf en ook bij andere werkgevers te zoeken naar passend werk.
Ik heb een paar keer meegemaakt dat een patiënt tijdens haar zwangerschap aankondigde dat ze na de bevalling wilde terugkeren in haar oude baan, zij het niet fulltime maar voor minder. De werkgever ging daarmee akkoord, maar toen de patiënt na de bevalling niet herstelde werd de uitkering gebaseerd op de parttimebaan en niet op de fulltimebaan. Volgens de wet mag dat niet. Het maken van bezwaar tegen die procedure kost geld en energie en is voor de verhouding met de werkgever meestal zo funest dat de meeste vrouwen het maar slikken. Verstandiger is het om opmerkingen daarover tijdens de zwangerschap onder uitdrukkelijk voorbehoud te maken.

Speciaal verlof

Het is voor patiënten met bekkeninstabiliteit goed te weten dat er allerlei regelingen zijn voor speciaal verlof. Het voorkomen van oververmoeidheid is een van de pijlers van de behandeling van bekkeninstabiliteit. De verlofregelingen kunnen daarbij helpen. De partner heeft tijdens de bevalling recht op betaald verlof (dat valt onder 'calamiteitenverlof'). Daarbovenop mag hij tijdens de eerste vier weken na de bevalling nog eens twee werkdagen betaald kraamverlof opnemen. Als een vrouw meer dan een jaar bij een bedrijf werkt kan zij ouderschapsverlof aanvragen. Tijdens dat verlof wordt geen salaris uitgekeerd. De duur is dertien hele weken, of hetzelfde aantal uren over een grotere periode uitgesmeerd. In principe kan een man ook ouderschapsverlof aanvragen. Daarvoor gelden dezelfde regels.

Bij plotselinge ziekte van het kind heeft de ouder recht op calamiteitenverlof. Met dat verlof kan de ouder bijvoorbeeld het zieke kind bij de crèche ophalen. Het salaris wordt tijdens calamiteitenverlof volledig doorbetaald.

Bij ziekte van een kind heeft de ouder recht op twee weken (per jaar) zorgverlof. Tijdens het zorgverlof wordt 70% van het loon doorbetaald.

Al met al zijn er heel wat verlofregelingen. Toch lijkt het meer dan het is en wordt het jonge moeders met een baan niet gemakkelijk gemaakt. Het is in andere landen vaak veel beter geregeld. In de meeste Scandinavische landen krijgen vrouwen (of mannen) een jaar verlof om voor hun kind te zorgen. Bovendien is daar de kinderopvang veel beter geregeld dan bij ons (zie hoofdstuk 5).

Belangrijkste boodschappen

- Bij bekkeninstabiliteit door zwangerschap kan de hoogte van de uitkering op grond van de Ziektewet oplopen tot 100% van het laatst verdiende loon (het maximum ligt dus niet bij 70%).
- Bij bekkeninstabiliteit door zwangerschap gaat de WIA pas 120 weken na de laatste gewerkte dag in (dus niet na 104 weken).
- Als een zwangere van plan is om na de bevalling minder te gaan werken moet ze, bij uitspraken daarover, rekening houden met de mogelijkheid dat ze na de bevalling door ziekte misschien niet in staat zal zijn om te werken.
- De WIA geeft onvoldoende dekking van het inkomensverlies van iemand met ernstige bekkeninstabiliteit.

Veel gestelde vragen

Inleiding

Er zijn vragen die steeds weer worden gesteld. Veel vragen zijn beantwoord in de vorige hoofdstukken. In het kort komen die onderwerpen in dit hoofdstuk nog eens terug. De vragen zijn alfabetisch gerangschikt op onderwerp.

VRAGEN

Beenlengteverschil

Heeft het zin bij bekkenpijn een beenlengteverschil te corrigeren met een hakverhoging?
Veel mensen zijn een beetje scheef. Het lichaam is daaraan gewend. Niet zelden krijgen mensen meer klachten als ze rondlopen met een hakverhoging. Verder is het moeilijk om een beenlengteverschil te meten. Als een patiënt veel klachten heeft als zij zit, ligt of fietst en weinig als zij staat of loopt, is natuurlijk van een schoenaanpassing weinig te verwachten. In uitzonderingsgevallen kan het de moeite waard zijn het eens vier weken op proef te proberen.
Kortom: meestal heeft het geen zin.

Bevalling: houding

Heeft de houding tijdens de bevalling invloed op het verloop van bekkeninstabiliteit?
Het is nog nooit bewezen dat de ene houding tijdens het persen beter is dan de andere. De meeste deskundigen denken dat persen met een maximaal gebolde rug misschien wat meer risico met zich meebrengt (voor het ontstaan of verergeren van klachten) dan de andere houdingen. Het is nooit bewezen. Het advies is om de houding in de eerste plaats te laten bepalen door wat de barende prettig vindt en door de wensen van degene die de bevalling begeleidt (de verloskundige moet op verantwoorde wijze haar werk kunnen doen). Als het de barende en de helper niet uitmaakt wordt geadviseerd in eerste in-

stantie niet te persen met een maximaal gebolde rug (neus en knieën dicht bij elkaar). Als blijkt dat het in de andere houdingen, om welke reden dan ook, niet gaat, kan altijd nog met een bolle rug worden geperst. Ook hier geldt weer dat het advies niet anders is dan bij vrouwen zonder klachten.
Kortom: het maakt waarschijnlijk niets uit.

Borstvoeding

Heeft het nut om te stoppen met borstvoeding om het herstel van bekkeninstabiliteit te bevorderen?
Zie hoofdstuk 4.
Kortom: nee.

Erfelijkheid

Is bekkeninstabiliteit erfelijk?
Deze vraag wordt vaak gesteld. Een patiënt schreef mij eens: 'Mijn zus en ik hebben allebei bekkeninstabiliteit. Onze moeder heeft tijdens haar laatste zwangerschap drie maanden plat gelegen met als diagnose 'hernia'. In hoeverre loopt mijn dochter risico?'
Voor het antwoord moet ik afgaan op indrukken. Wetenschappelijk bewijs is er niet. Ik heb de indruk dat bekkenpijn tijdens zwangerschap niet erfelijk is. Natuurlijk doen zich wel eens situaties voor waarin twee of meer vrouwen uit één familie klachten hebben van de rug of het bekken tijdens de zwangerschap. Dat kan toeval zijn. Veel vrouwen hebben last van hun bekken tijdens zwangerschap, en als je er attent op bent, zie je het ook veel vaker. Heb je pijn in je schouder, dan lijkt het ineens of iedereen het heeft. Ik ken ook veel vrouwen die een vriendin of buurvrouw hebben met vergelijkbare klachten. Aan de andere kant sluit ik niet uit dat er in uitzonderingsgevallen sprake is van een erfelijke aanleg. Ik kan mij voorstellen dat er lichaamskenmerken zijn die erfelijk zijn en het risico op klachten vergroot. Zo hebben bijvoorbeeld vrouwen met een van nature abnormaal grote beweeglijkheid van de gewrichten (hypermobiliteit) misschien een verhoogd risico. Dat is nog nooit bewezen, maar het zou kunnen. Vergrote beweeglijkheid is erfelijk, en zo zou in die families bekkeninstabiliteit dus vaker kunnen voorkomen dan gebruikelijk.
Kortom: waarschijnlijk niet.

Gynaecoloog

Is het nodig om bij bekkenklachten te bevallen in een ziekenhuis onder leiding van een gynaecoloog?
Klachten over bekkenpijn of instabiliteit zijn geen reden voor inscha-

keling van een gynaecoloog. Er is ook geen reden om de bevalling op medische indicatie in het ziekenhuis te laten plaatsvinden.
Kortom: nee.

Hernia

Is het moeilijk om onderscheid te maken tussen bekkeninstabiliteit en een hernia?
Eigenlijk is het onderscheid eenvoudig. Het begint al met het type klachten. Bekkenpijn trekt vaak naar de lies, het symfysegebied en de voorkant van het bovenbeen. Bij een hernia trekt de pijn vaak naar het onderbeen, de voet en de tenen. Voor tintelingen en een dood gevoel geldt hetzelfde als voor de pijn. Een stelregel is: hoe groter het gebied van de pijn, de tintelingen of het dode gevoel, hoe kleiner de kans op een hernia.
Als de patiënt klaagt over een slepend been zou dat kunnen duiden op vermindering van kracht door een hernia. Patiënten met bekkeninstabiliteit hebben dat ook. Toch is onderscheid mogelijk. De patiënt met bekkeninstabiliteit sleept met het been; de zwakte zit in het naar voren bewegen van het been vanuit de heup. Bij het slepen met de voet (zwakte dus bij het omhoog bewegen van de voet) moet aan een hernia worden gedacht.
Het lichamelijk onderzoek is meestal doorslaggevend. Als de testen worden gedaan die zouden kunnen wijzen op bekkeninstabiliteit, én de testen die zouden kunnen wijzen op een hernia is er meestal geen twijfel meer. Aanvullend specialistisch onderzoek is zelden nodig.
Kortom: nee, daarvoor hoeft iemand meestal niet naar de neuroloog.

Hormonen

Wordt bekkeninstabiliteit erger als iemand medicijnen slikt die progestagenen of oestrogenen bevatten?
Progestagenen en oestrogenen zitten in de pil, maar ook in sommige medicijnen die gebruikt worden om de menstruatie te regelen of de verschijnselen van de overgang te onderdrukken. Tijdens de zwangerschap zijn beide hormonen in grote hoeveelheden in het bloed aanwezig. Het gebruik van de hormonen lijkt dus een beetje op zwangerschap. Uit verschillende studies is gebleken dat het gebruik van de pil voor of na de zwangerschap geen invloed heeft op het risico van bekkeninstabiliteit.
Een belangrijk verschil met zwangerschap is, dat bij zwangerschap ook andere hormonen in grote hoeveelheid in het bloed zitten. Die andere hormonen hebben niet alleen een eigen positieve of negatieve

invloed, maar veranderen ook de werking van progestagenen en oestrogenen (in positieve en negatieve zin).
Al met al: waarschijnlijk hebben hormonen buiten de zwangerschap geen invloed op de stabiliteit van de bekkengewrichten.
Kortom: waarschijnlijk niet.

Hormonale en mechanische bekkeninstabiliteit
Wat is het verschil tussen 'mechanische' en 'hormonale' bekkeninstabiliteit?
Met het mechanische type bekkeninstabiliteit wordt bedoeld dat de klachten plotseling zijn ontstaan tijdens of direct na een bevalling. Bij het hormonale type ontstaan de klachten geleidelijk tijdens de zwangerschap. De indeling blijkt voor de behandeling van bekkeninstabiliteit niet erg belangrijk. Uit onderzoek blijkt namelijk dat er geen verschillen zijn tussen de 'mechanische' en 'hormonale' vorm wat betreft de plaats van de pijn, de ernst, de duur van de klachten, de invloed van de menstruatie op de klachten en het verloop tijdens een volgende zwangerschap. De invloed van hormonen op het bekken geeft kennelijk dezelfde verandering als het geweld van de bevalling. Het gaat bij de behandeling van een patiënt blijkbaar niet om de vraag hoe de situatie is ontstaan. Zoals het ook niet uitmaakt of je een been breekt bij het skiën of door een val van de trap.
In de dagelijkse praktijk blijkt dat er toch twee kleine verschillen zijn tussen het 'mechanische' en het 'hormonale' type bekkeninstabiliteit. Ten eerste lijkt het dat patiënten die de pijn geleidelijk tijdens de zwangerschap krijgen gemiddeld een grotere conditieachterstand hebben dan patiënten die de klachten pas oplopen na een bevalling. Ten tweede zijn er verschillen die te maken hebben met de beleving van de patiënt. Immers, als de aandoening plotseling ontstaat in aansluiting aan de bevalling overvalt het de patiënt meer dan wanneer de klachten geleidelijk, zonder duidelijk aanwijsbare oorzaak ontstaan tijdens de zwangerschap. Bij de patiënt die direct na de bevalling klachten krijgt is de kans groot dat ze denkt dat er iets mis is gegaan tijdens de bevalling, met alle gevolgen van dien: de patiënt zou kunnen denken dat ze nooit meer kan herstellen en/of dat de verloskundige of de dokter een fout heeft gemaakt. Zulke gedachten zijn meestal niet terecht en ze kunnen tot angstige en boze gevoelens leiden. Ook kunnen zulke gedachten ertoe leiden dat zij bij een volgende zwangerschap aandringt op een keizersnede.
Kortom: er is waarschijnlijk geen verschil.

Injecties 1

Heeft het nut om injecties te geven met bijnierschorshormonen bij bekkeninstabiliteit?
Injecties met bijnierschorshormonen (corticosteroïden) worden soms gegeven in de symfyse, of in de SI-gewrichten, en ook wel rond de gewrichtsbanden (ligamenten). In een klein percentage van de patiënten worden daarmee spectaculaire successen geboekt. Meestal helpt het maar in geringe mate en/of erg kort.
Kortom: in uitzonderlijke gevallen is het de moeite (en de pijn) waard.

Injecties 2

Heeft het nut om injecties te geven met suikeroplossingen bij bekkeninstabiliteit?
Injecties met suikeroplossingen ('sclerotherapie') worden soms gegeven in de gewrichtsbanden (ligamenten) rond de SI-gewrichten en de onderste lendenwervels. De gedachte hierachter is dat daardoor littekens in de banden ontstaan en dat de banden daardoor steviger worden ('scleroseren'). Het is moeilijk om het resultaat goed te beoordelen, omdat het effect enkele maanden op zich kan laten wachten. Als het al een goed effect heeft, is het succes gemiddeld erg klein.
Kortom: mogelijk helpt het bij een klein deel van de patiënten.

Inleiden

Is het verstandig om de bevalling bij 38 weken in te leiden?
'Inleiden' wil zeggen dat de bevalling met hormonen wordt opgewekt. Door sommigen wordt dit inleiden rond 38 weken geadviseerd. Nooit echter is gebleken dat hierdoor het herstel na de bevalling beter of sneller verloopt. Bovendien is de baarmoedermond vaak nog onrijp, waardoor het inleiden soms onmogelijk is of zeer moeizaam verloopt. Inleiden brengt overigens ook een risico op andere complicaties met zich mee. Inleiden kan worden overwogen bij zeer ernstige klachten, waarbij de zwangere haar bed nauwelijks meer kan verlaten.
Kortom: ja, in bijzondere situaties.

Invaliditeit

Is er kans op blijvende invaliditeit bij bekkeninstabiliteit?
Er zijn veel vrouwen die door bekkeninstabiliteit blijvende beperkingen overhouden. Dat kan variëren van een beetje rugpijn tot het dagelijks geconfronteerd worden met ernstige hinder. De kans op blijvende ernstige beperkingen als gevolg van bekkeninstabiliteit door zwangerschap is ongeveer 1 op 1000.
Kortom: ja, maar de kans is niet groot.

Keizersnede

Is een keizersnede noodzakelijk bij bekkenklachten?
Sommige gynaecologen verrichten wel eens een keizersnede vanwege bekkenklachten, maar de beroepsverenigingen van huisartsen, verloskundigen en gynaecologen zijn het erover eens dat het hebben van bekkenklachten geen goede reden is om bij voorbaat een keizersnede af te spreken. Onderzoek heeft nooit aangetoond dat het herstel van bekkenklachten na een keizersnede vlotter verloopt dan na een gewone bevalling; mogelijk gaat het zelfs trager. Een keizersnede blijft een operatie en brengt daarom meer risico's op korte en lange termijn met zich mee dan een gewone bevalling. Een keizersnede moet daarom alleen verricht worden als daarvoor een medische noodzaak bestaat.
In de praktijk blijkt wel dat vrouwen zónder bekkenklachten na een keizersnede maar hoogst zelden bekkenklachten krijgen. Hier volgt de ziektegeschiedenis van een van die uitzonderingen.

> Mevrouw Jansens is voor het eerst zwanger. Ze heeft nooit rugpijn gehad. Ze had altijd zeer soepele gewrichten. Ze kon zonder problemen een spagaat maken. Ze had een goede conditie en deed op hoog niveau aan ballet. Als ze vier maanden zwanger is begint ze veel vocht vast te houden en stijgt haar bloeddruk. Als ze vijf maanden zwanger is, wordt ze opgenomen in een ziekenhuis en krijgt ze strikte bedrust voorgeschreven. Na acht maanden zwangerschap bevalt ze door middel van een keizersnede. Ze was altijd superslank, maar is inmiddels 32 kilo aangekomen, vooral door het vasthouden van vocht. Een week na de bevalling gaat ze naar huis. Dan heeft ze, voor het eerst, pijn links onder in de rug.

Dit is de enige vrouw die ik ken die in de zwangerschap geen bekkenpijn heeft, via een keizersnede bevalt, en daarna wel klachten heeft. De ziektegeschiedenis is heel bijzonder. Misschien zou ze tijdens de zwangerschap wel pijn in de rug of het bekken hebben gekregen als ze actief was geweest. Verder had ze van nature een hypermobiel bekken en was van haar goede spierkracht door de langdurige bedrust niet veel meer over. De buikspieren waren extra verzwakt door de uitrekking en door de keizersnede. Typisch een uitzondering die de regel bevestigt.
Bij bestaande klachten heeft het voor het verloop van de bekken-

klachten dus geen zin om, ter voorkoming van bekkeninstabiliteit, door middel van een keizersnede te bevallen. Bij een zwangere zonder klachten lijkt het mogelijk met een keizersnede bekkenklachten te voorkomen.
Kortom: nee.

Mannen en bekkeninstabiliteit

Kunnen mannen ook bekkeninstabiliteit krijgen?
Mannen, en vrouwen die nooit zwanger zijn geweest kunnen ook bekkeninstabiliteit krijgen. Vrijwel altijd is dat na een val of ongeval. Soms door aangeboren overmatig beweeglijke gewrichten.
Er zijn sterke aanwijzingen dat een liesblessure bij voetballers hetzelfde is als bekkeninstabiliteit type IIa (zie hoofdstuk 3) van zwangeren. Bij een deel van de voetballers wordt het geleidelijk IIb of erger. Theoretisch kan de aanpak hetzelfde zijn als bij bekkeninstabiliteit door zwangerschap.
Kortom: ja.

Nekpijn

Is de combinatie nekpijn en bekkeninstabiliteit gebruikelijk?
Soms wordt wel eens gevraagd of het ook mogelijk is dat pijn wordt gevoeld op andere plaatsen dan gebruikelijk. Behalve over de nek wordt vaak geklaagd over pijn in de knieën, de enkels, het gebied tussen de schouderbladen, de armen, de ellebogen of de vingers. Er zijn drie mogelijkheden:
– De patiënt kan twee aandoeningen hebben. Als iemand dus pijn in het bekkengebied heeft en bijvoorbeeld ook pijn in de knie, dan is het mogelijk dat de patiënt iets aan het bekken heeft en iets aan de knie. De knie moet dus ook goed worden onderzocht.
– Indien de patiënt behalve de bekkenpijn ook pijn heeft op verscheidene andere plaatsen in het lichaam, dan moet aan de mogelijkheid worden gedacht van uitputting. Vooral als een patiënt maandenlang slecht slaapt, ontstaat soms een situatie met last van hoofdpijn, nekpijn, pijnlijke ellebogen, enzovoort. Dit wordt ook wel fibromyalgie genoemd. Het is niet specifiek voor bekkeninstabiliteit. Iedereen die langdurig pijn lijdt, kan dit krijgen. Het is zelfs gebleken dat het mogelijk is dit beeld op te wekken bij gezonde mensen door ze een week uit de slaap te houden.
– Pijn hoger in de rug, tussen de schouderbladen en in de nek komt bij patiënten met bekkeninstabiliteit wel eens voor als gevolg van het langdurig zoeken naar houdingen (tijdens staan, lopen, fietsen of liggen) die de pijn in het bekken kunnen verminderen. Deze pijn

is meestal niet constant aanwezig. De klacht kan een waarschuwingssignaal zijn voor het ontstaan van uitputting.
Kortom: ja, vooral bij klachten die al lang bestaan.

Overgang

Is het waar dat vrouwen die vroeger bekkeninstabiliteit hadden, weer klachten krijgen als ze in de overgang komen?
Het is nooit goed onderzocht, maar mijn stellige indruk is dat het niet zo is. Vrouwen die ooit bekkeninstabiliteit hebben gehad en daarvan grotendeels hersteld zijn, hebben nog wel eens een lichte terugval, vooral als ze moe zijn. De indruk is dat ze, naarmate ze ouder worden, geleidelijk minder klachten krijgen. Dat zou te maken kunnen hebben met het geleidelijk verstijven van de gewrichten en de minder hoge eisen die mensen aan hun lichaam stellen.
Kortom: waarschijnlijk niet.

Pijnstillers

Is het riskant om pijnstillers te slikken?
Deze vraag wordt veel gesteld. Het is logisch om bij bekkeninstabiliteit terughoudend te zijn met medicijnen die het pijngevoel onderdrukken. Pijn is in het algemeen een belangrijk waarschuwingssignaal. Bij bekkeninstabiliteit wordt juist gepropageerd om naar het eigen lichaam te luisteren. Toch is het risico niet zo groot als je op het eerste gezicht zou denken.
De functie die pijn meestal heeft, is: waarschuwen dat er iets mis is. Het waarschuwingsmechanisme werkt het beste als de pijn onmiddellijk wordt gevoeld, en uitsluitend als er iets gebeurt wat schadelijk is. Als aandoeningen wat langer bestaan klopt dat waarschuwingssysteem lang niet altijd: de pijn neemt vaak pas toe enkele uren nádat iemand iets bijzonders heeft gedaan en bovendien neemt de pijn vaak toe zonder dat er enige schade aan het lichaam wordt toegebracht. Zo ook bij bekkeninstabiliteit; zie verder hoofdstuk 14.
Kortom: nee.

Pil

Heeft het gebruik van de pil invloed op het verloop van bekkeninstabiliteit?
Zie hiervóór, onder 'Hormonen'.
Kortom: waarschijnlijk niet.

Rugpijn

Is er verschil tussen bekkeninstabiliteit en gewone rugpijn?

Het is een kwestie van definitie. Veel artsen gooien bekkeninstabiliteit op één hoop met 'gewone lagerugpijn'. Dan is er dus geen verschil. Het onderscheiden van bekkeninstabiliteit heeft alleen zin als je met betrouwbare testen kunt vaststellen of iemand het heeft en als de aanpak duidelijk anders is dan bij patiënten met rugpijn die géén instabiliteit hebben. Vooral dat laatste is heden ten dage nog niet goed onderbouwd. In de standaard 'Aspecifieke lagerugpijn' van het Nederlands Huisartsen Genootschap wordt aangegeven dat rugpijn tijdens zwangerschap op drie punten anders is dan rugpijn buiten zwangerschap (het duurt langer, er zijn minder mogelijkheden om medicatie te gebruiken en de patiënt heeft veel vragen over de bevalling, hormonen, prognose, enz.). Het begin is er. Ik denk dat het verder een kwestie van tijd is. Wetenschappelijk onderzoek zal dat proces versnellen.
Kortom: in mijn optiek is er verschil. Veel artsen willen er (nog) niet aan.

Spiraaltje

Heeft een spiraaltje invloed op het verloop van bekkeninstabiliteit?
Ik ken een paar vrouwen met hormoonbevattende spiraaltjes die de indruk hadden dat de klachten daardoor sterk werden beïnvloed. Bij sommigen was het effect positief, soms negatief. Ik ken drie vrouwen die de indruk hadden dat hun klachten door het spiraaltje zodanig waren toegenomen dat ze het lieten verwijderen. Deze drie hadden het idee dat ze ongeveer drie maanden nodig hadden om weer op hun oude niveau terug te komen.
Kortom: meestal niet, in sommige gevallen misschien wel, zowel in negatieve als positieve zin.

Sport

Mag een patiënt met bekkeninstabiliteit alle sporten beoefenen?
In principe kan iemand met bekkeninstabiliteit met sporten niet veel meer schade toebrengen aan zijn lichaam dan iemand die gezond is. Het is wel zo dat patiënten met bekkeninstabiliteit om allerlei redenen vaker vallen. Dat verhoogt de blessuregevoeligheid bij diverse sporten (skiën, paardrijden, enz.). Soms heeft de patiënt tijdens of na het sporten veel pijn. Dan is de lol er snel af. De pijn is weliswaar vervelend voor de patiënt, maar niet schadelijk voor het lichaam. Een deskundige kan per patiënt vaak goed inschatten welke sporten passen bij de ernst van de instabiliteit (zie ook hoofdstuk 8). In geval van twijfel kan een patiënt het gewoon eens proberen.
Als iemand onder behandeling is, kan het sporten de behandeling

dwarsbomen. Vooral als de energiebalans is verstoord. Er gaat veel energie verloren als een patiënt steeds veel tijd nodig heeft om te herstellen van het sporten op een verkeerde manier (dus met een verkeerd aanspanningspatroon), of op een te hoog niveau.
Kortom: ja, en het is goed als de patiënt zich laat leiden door wat zij prettig vindt.

Steunzolen

Heeft het zin om steunzolen aan te schaffen bij bekkeninstabiliteit?
Er wordt soms beweerd dat steunzolen kunnen helpen bij allerlei pijntjes, van kniepijn tot en met hoofdpijn. Dat is erg overdreven. Bij een standafwijking van de voeten in combinatie met voetklachten denk ik dat het zinvol is om de stand van de voeten te corrigeren. Dat hoeft niet altijd met steunzolen, maar kan vaak ook worden gerealiseerd met goede (sport)schoenen. Bij patiënten die ook bekkeninstabiliteit hebben, is de correctie iets vaker nodig dan bij mensen die verder gezond zijn. Als enkelvoudige behandeling werken steunzolen niet. Ze maken de oefentherapie hooguit iets gemakkelijker uitvoerbaar.
Kortom: ja, maar alleen als er voetproblemen zijn.

Stoelen

Zijn er speciale stoelen voor mensen met bekkeninstabiliteit?
Patiënten met bekkeninstabiliteit hebben minder energie en hebben daardoor eerder dan gezonde mensen last van ondeugdelijk materiaal. Maar net als bij mensen zonder klachten is het vaak een kwestie van uitproberen. Veel patiënten met bekkeninstabiliteit geven er de voorkeur aan om hoog te zitten op een zachte zitting. De meeste hoge stoelen hebben een harde zitting en stoelen met een zachte zitting zijn meestal te laag. Een tuinstoel met armleuningen en een zachte zitting is vaak de oplossing. Die heeft ook het voordeel dat je hem in kunt klappen en mee kunt nemen. Nadeel is dat je zittend in een tuinstoel niet gemakkelijk aan een tafel kan werken (computeren, naaien, enz.). Iedereen, ook iemand zonder klachten, vindt het prettig om een goede stoel te hebben. Ik heb eens meegemaakt dat een patiënt met bekkeninstabiliteit op haar werk een nieuwe bureaustoel had geregeld. Ze kreeg die stoel op voorspraak van de bedrijfsarts, in de hoop dat ze daardoor versneld haar werk zou kunnen hervatten. Op een gegeven moment merkte ze dat haar collega's ruzie maakten over wie de stoel mocht gebruiken als zij er een dag niet was.
Kortom: nee. Het is een kwestie van uitproberen.

Waterbed

Heeft het zin dat iemand met bekkeninstabiliteit een waterbed aanschaft?
Het antwoord lijkt in grote lijnen op dat wat onder 'Stoelen' gegeven is. Patiënten met bekkeninstabiliteit hebben minder energie en hebben daardoor eerder dan gezonde mensen last van ondeugdelijk materiaal. Maar net als bij mensen zonder klachten is het vaak een kwestie van uitproberen. Toch is het mij opgevallen dat erg veel patiënten veel beter sliepen nadat ze een waterbed hadden aangeschaft. Slechts een enkeling had er spijt van. Een probleem van een waterbed is dat zich omdraaien in bed minder gemakkelijk is en dat patiënten 's ochtends wat stijver zijn bij het opstaan.
Kortom: ja, maar het blijft een kwestie van uitproberen.

Werk

Mag iemand met bekkeninstabiliteit alle soorten werk doen?
Het antwoord lijkt in grote lijnen op dat wat onder 'Sport' gegeven is. Het verschil is dat je sport voor je plezier doet en dat werken om financiële redenen vaak moet, en dat je in je werk te maken hebt met een werkgever, collega's en klanten. Ideaal is een baan waarbij de patiënt naar eigen behoefte de dag en de week kan indelen en naar eigen behoefte afwisselend kan zitten, staan en lopen.
Net als bij sport geldt dat een baan en een behandeling die beide veel energie vragen niet te combineren zijn.
Kortom: ja, maar het zal niet altijd lukken.

Woordenlijst

Blokkering
Een gering afwijkende stand in een gewricht, die een sterke afname van de beweeglijkheid tot gevolg heeft. De situatie is niet op te heffen door te proberen een normale beweging te maken.

Hernia
Het woord kan het beste worden gereserveerd voor een uitstulping van een tussenwervelschijf. Vaak veroorzaakt deze uitstulping klachten doordat een zenuwwortel beschadigd raakt (radiculair syndroom). De meeste uitstulpingen geven geen klachten.

Hypermobiliteit
Een van nature grote beweeglijkheid van gewrichten.

L4 en L5
De vierde en de vijfde lendenwervel worden door artsen en therapeuten vaak L4 en L5 genoemd. De tussenwervelschijf tussen beide wervels wordt ook wel L4-L5 genoemd.
De zenuwen die onder de wervels L4 en L5 naar buiten komen heten ook L4 respectievelijk L5.

Luxatie
Een afwijkende stand van een gewricht, waarbij de gewrichtsvlakken geen contact meer met elkaar hebben. Het gewricht is 'uit de kom'.

Radiculair syndroom
Het klachtenbeeld dat veroorzaakt wordt door beschadiging van de wortel van een zenuw ('zenuwwortelbeschadiging'). Meestal wordt dit veroorzaakt door een uitstulping van een tussenwervelschijf, soms door iets anders. Het begint met prikkeling. Die leidt tot pijn en tintelingen. Als de afwijking toeneemt, ontstaat uitval: vermindering van kracht en gevoel.

S1

Het bovenste deel van het heiligbeen (sacrum) wordt vaak S1 genoemd. De tussenwervelschijf tussen de onderste (vijfde) lendenwervel en de bovenkant van het heiligbeen wordt bijvoorbeeld aangeduid met L5-S1.
De zenuw die onder dat stukje heiligbeen naar buiten komt wordt S1 genoemd.
NB Als een beetje onduidelijk wordt geschreven of gesproken, kan verwarring ontstaan doordat S1 erg veel lijkt op SI.

SI-gewricht

Sacro-iliacaal gewricht. Het gewricht tussen 'sacrum' (heiligbeen) en 'ilium' (achterste deel van de bekkenschelp). De SI-gewrichten bevinden zich aan de achterzijde van het bekken, ongeveer 5 tot 10 cm naast de middenlijn.

Subluxatie

Een afwijkende stand van een gewricht. De gewrichtsvlakken hebben deels nog contact met elkaar. Het gevolg is vaak een 'blokkering'.

Symfyse

De verbinding middenvoor in het bekken tussen de twee schaambeenderen.

Symfysiolyse

Een ongelukkig woord, omdat niet iedereen er hetzelfde onder verstaat. De term kan het beste worden gereserveerd voor de situatie waarin een loslating van de symfyse bestaat.

Symfysiotomie

Het doorsnijden van de symfyse. In ontwikkelingslanden is dat een vaak uitgevoerde ingreep bij een bekkenvernauwing. In westerse landen zou in die situaties een keizersnede worden uitgevoerd. Tijdens een wee wordt met een klein mesje de symfyse doorgesneden. Onmiddellijk wordt de symfyse breder (tot soms 2 cm) en wordt het kind geboren. Opvallend is dat de patiënten er nauwelijks last van hebben. De meeste kunnen na enige dagen lopend naar huis. Bij een eventuele volgende bevalling is het meestal niet nodig om de ingreep te herhalen, omdat de symfysiolyse zich niet herstelt. Het lijkt wel of de ingreep aan de symfyse voorkómt dat de rest van het bekken schade oploopt.

Websites

Cursistenservice voor het vinden van gespecialiseerde oefen- en fysiotherapeuten:
- www.cursistenservice.nl/2005/postcodezoeksysteem/zoeken.asp.

Hulpmiddelen en de vergoeding daarvan:
- www.hulpmiddeleninformatiecentrum.nl;
- www.minvws.nl/dossiers/hulpmiddelen/.

Informatieplatform voor patiënten:
- www.kennisring.nl.

Medical Bracing GM (voor de Erasmusband):
- www.gmmedicalbracing.nl.

Mens J.M.A (Jan), arts-onderzoeker:
- www.janmens.nl.

NVOG, Nederlandse Vereniging voor Obstetrie en Gynaecologie:
- www.nvog.nl onder voorlichting/verloskunde.

Rafys (bekkenbanden):
- www.rafys.nl.

Spine & Joint Centre:
- www.spineandjoint.nl.

Stichting voor Bekkenproblemen:
- www.bekkenproblemen.nl.

Stuitpijn:
- www.coccyx.org.

Uitkering bij arbeidsongeschiktheid of werkloosheid:
- www.minvws.nl;
- www.szw.nl;
- www.werkennaarvermogen.nl.

Verlofregelingen
- www.verlofwijzer.szw.nl.

Verantwoording van de illustraties en tabellen

Rogier Trompert maakte de tekeningen voor de figuren 1.1 en 1.2, 3.3, 10.1, 11.1 en 11.2.

Figuur 1.3 werd met toestemming van de uitgever overgenomen uit: F. Veldman, Lichte lasten. Leiden: Spruyt, Van Mantgem & De Does, 1970.

Figuur 3.2 en de gegevens in tabel 3.1 zijn ontleend aan: D. Berezin, On the significance of the trauma of labour in the causation of symphyseal rupture. *Acta Obstet Gynecol Scan*, 1963;42:Suppl 6:16-20.

Nico de Wolf maakte de tekeningen voor figuur 4.2 en 10.2.

De gegevens in figuur 5.1 zijn afkomstig van het Centraal Bureau voor de Statistiek.

De gegevens in figuur 5.2 zijn ontleend aan de Databank Landelijke verloskunderegistratie (LVR).

De collages voor de figuren 5.3 en 5.4 werden ontworpen door Irene Kievit.

De gegevens in tabel 5.1 zijn ontleend aan:
- K. Wildman, B. Blondel, J. Nijhuis, P. Defoort & C. Bakoula, European indicators of health care during pregnancy, delivery and the postpartum period. *European Journal of Obstetrics, Gynaecology and Reproductive Biology*, 2003, 111 (S53-S65).
- M. den Draak, Met een keizersnede in het ziekenhuis. Wereldwijde medicalisering van zwangerschap en bevalling. *Demos*, 2005, 21 (53-56).

De gegevens in tabel 5.2 zijn ontleend aan:
Mercer Human Resource Consulting, Worldwide benefit and employment guidelines.
Website: www.mercerhr.nl.

Register

aanspanningspatroon 40
ademhaling 38, 84
 –, borst 88, 95
 –, buik- 88, 93
'alternatieve' behandelingen 128
arbeid 166
arbeidsongeschiktheid 149
ASLR-test 69
autorijden 116
Bechterew, ziekte van 72
beenheftest 69, 78
beenlengteverschil 156
bekken
 –, kantelen 96
 –, stabiliseren 42
bekkenband 70, 105
 –, gebruik 108
bekkenbodem, spieren in 91
bekkenbodemspieren 24
bekkeninstabiliteit
 –, frequentie 48
 –, risicofactoren 49
 –, type I 25
 –, type II 25
 –, type IIa 26
 –, type IIb 27
 –, type IIc 28
 –, type IId 28
 –, type III 25, 30
bekkenklachten, ontstaan van 55
beperkingen en hulpmiddelen 115
bevalling 33, 148
 –, houding tijdens 156
bewegingspatroon 41
bilspieren 45
blokkering (van gewricht) 138
 –, behandeling 139
borstademhaling 88, 95
borstvoeding 43, 157

botscan 73
buikademhaling 88, 93
buikspieren, schuine 97
cavia 37, 51
conditietraining 101
coördinatie 101
 –, tussen spieren 38
 –, verstoorde 41
coördinatiestoornis 41
depressie 66, 136, 137
diagnostiek 67
DonTigny (methode) 139
doof gevoel 64
doorademen 89
duurbelasting 68, 78
dwarse buikspieren 24, 91
 –, aanspannen 93
echografie (buikspieren) 73
emoties 42
energiewinst 134
erfelijkheid 157
fietsen 102, 117
gewrichtsbanden 19, 23
 –, zie ook ligamenten 13
gewrichtsslijtage 18
gynaecoloog 157
hardlopen 103
heiligbeen, zie ook sacrum 13
hernia 72, 158
heupgewrichtsaandoening 144
heupspieren 97
holle rug 45
hormonen 37, 158
houding
 –, tijdens bevalling 156
 –, tijdens persen 148
hulpmiddelen bij beperkingen 115
incontinentie 64, 142
injecties 160

inleiden 160
instabiliteit (van gewricht) 18, 23
invaliditeit 160
kantelen (bekken) 96, 139
keizersnede 52, 161
kinesiologie 129
koken 117
kraakbeen 18
kracht, meting 76
krachtsinspanning 97
krachtsluiting 19
leefregels 80
leeftijd 50
ligamenten, zie ook gewrichtsbanden 13
loopband 103
mannen (bekkeninstabiliteit bij) 162
medicatie 111
menstruatie 143
menstruatiepijn 65
nekpijn 162
oefenen 98
 –, frequentie 99
ongeval 35
onmachtsgevoel 63
ontslag 154
ooievaarsopname 29
operatie 123
 –, criteria 123
overbelasting 133
overgang 163
oververmoeidheid 132
 –, tijdens zwangerschap 146
persen 39, 83
 –, abnormaal 84
 –, houding tijdens 148
piekbelasting 97
pijn 21, 62, 101
 –, lokalisatie 68
 –, meting 75
 –, omgaan met 81
 –, stuit- 142
 –, toename 65
 –, toename rond menstruatie 143
pijnprovocatietest 71, 133
pijnstillers 111, 163
 –, indicatie 112
 –, klachten 112
 –, werkingsduur 113
pijnstilling 111
pil', 'de 43, 163
psychotherapie (lichaamsgericht) 129

relaxine 37
risicofactoren bekkeninstabiliteit 49
roeien 101
röntgenonderzoek 72, 79
Röst (methode) 140
sacrum, zie ook heiligbeen 13
schuine buikspieren 45, 97
schuine rugspieren 45
sclerotherapie 160
seksueel misbruik 44
SI-gewrichten 13
slaapstoornis 136
slijmbeursontsteking 72, 144
sluitlaken 108
sociale omstandigheden 53
speciaal verlof 155
spieren
 –, bil- 45
 –, dwarse buik- 24, 91
 –, heup- 97
 –, in bekkenbodem 91
 –, schuine buik- 45
 –, schuine rug- 45
spierkracht 20
spierspanning 141
spiraaltje 164
sport 164
stabiliseren 91
stabiliteit
 –, actief 19
 –, passief 23
 –, (van gewricht) 18
stabiliteit (van gewricht), niveaus 20
steunbroekje 107
steunzolen 165
stoel 165
stuitpijn 142
symfyse 13, 23
tangverlossing 53
tillen 89
tintelingen 64
traplopen 120
treinreizen 120
triple fixatie 124
 –, varianten 126
uitkering 151
vacuümverlossing 53
verkrampen 83
verlof
 –, speciaal 155
 –, zwangerschaps- 149

vermoeidheid 42
  –, meten 79
  –, omgaan met 81
vermoeidheidsklachten 66
vormsluiting 18
vrijen 121
waggelgang 63, 71
waterbed 166
werk 166

Wet WIA 152
ziekte van Bechterew 72
Ziektewet 150
zitten 121
zwakte 22
zwakte (spier-) 38
zwangerschap 145
zwangerschapsverlof 149
zwemmen 102

GPSR Compliance
The European Union's (EU) General Product Safety Regulation (GPSR) is a set of rules that requires consumer products to be safe and our obligations to ensure this.

If you have any concerns about our products, you can contact us on

ProductSafety@springernature.com

In case Publisher is established outside the EU, the EU authorized representative is:

Springer Nature Customer Service Center GmbH
Europaplatz 3
69115 Heidelberg, Germany

www.ingramcontent.com/pod-product-compliance
Lightning Source LLC
LaVergne TN
LVHW080313260326
834688LV00038B/1104